Carl-Auer

Meinen Workshopteilnehmerinnen
und -teilnehmern gewidmet,
ohne deren kritische Fragen, Anregungen
und Bestätigungen
ich PEP nicht hätte entwickeln können.

Michael Bohne

Psychotherapie und Coaching mit PEP

Prozess- und Embodiment-
fokussierte Psychologie
in der Praxis

Dritte Auflage, 2025

Themenreihe »Reden reicht nicht!?«
hrsg. von Michael Bohne, Gunther Schmidt
und Bernhard Trenkle
Reihengestaltung: Uwe Göbel
Umschlaggestaltung: Heinrich Eiermann
Umschlagfoto: © pixabay
Redaktion: Sandra Lode
Satz: Drißner-Design u. DTP, Meßstetten
PEP-Illustrationen: Marcus Zimmermann /
www.pep-wird-sichtbar.de
Printed in Germany
Druck und Bindung: CPI books GmbH, Leck

MIX
Papier | Fördert
gute Waldnutzung
FSC® C083411
www.fsc.org

klimaneutral
Mehr Bäume.Weniger CO_2

Dritte Auflage, 2025
ISBN 978-3-8497-0388-2 (Printausgabe)
ISBN 978-3-8497-8277-1 (ePub)

Bibliografische Information der Deutschen Nationalbibliothek:
Die Deutsche Nationalbibliothek verzeichnet diese Publikation
in der Deutschen Nationalbibliografie; detaillierte bibliografische
Daten sind im Internet über http://dnb.d-nb.de abrufbar.

Informationen zu unserem gesamten Programm, unseren Autoren
und zum Verlag finden Sie unter: **https://www.carl-auer.de/**
Dort können Sie auch unseren Newsletter abonnieren.

Carl-Auer Verlag GmbH
Vangerowstraße 14 • 69115 Heidelberg
Tel. +49 6221 6438-0 • Fax +49 6221 6438-22
info@carl-auer.de

Inhalt

Besonderer Hinweis 8
Geleitwort von Peter Fürstenau 9
Vorwort 11

1. *Es war einmal im alten China, oder: Once upon a time in America ...* Historische Wurzeln der Klopftechniken 22

2. Die Energetische Psychologie – eine kollektive Hypnotisierung? 27

3. Die Säkularisierung der Klopftechniken und die Wiedereinschaltung des eigenen Gehirns 30

4. PEP – Von der Zusatztechnik zur Methode 32

5. *Stören Sie mich bitte nicht, ich behandle Sie gerade lege artis* – Prozessorientierte Grundhaltung 35

6. Von der Unmöglichkeit, alles zu berücksichtigen: Komplexitätsreduktion und Simplicity – Oder: die binokulare (zweiäugige) Brille 37

7. *Mögen Sie es maßgeschneidert oder lieber von der Stange?* – Prozessorientierte Intervention 44

8. *Nehmen Sie Haltung an – oder doch lieber lockern?* Auch die innere Haltung des Therapeuten und Coachs prägt den Prozess 51

9. *Lösungsmittel für rigide Über-Ich-Strukturen und Bedeutsamkeitseskalationen* – Humor und Leichtigkeit 53

10. *Der Körper ist die Bühne für Gefühle* – Verstörung para-/dysfunktionaler Emotionen durch Selbstbeklopfen von Körperpunkten 55

11. *Ein Friedensangebot an sich selbst* – Von der Selbstakzeptanzübung bei para-/dysfunktionalen Kognitionen und Beziehungsmustern zur Selbststärkungsübung 59

12. **Die besten Konservierungsmittel für seelisches Leid: Die »Big-Five«-Lösungsblockaden** **62**
Selbstvorwürfe 65
Vorwürfe anderen gegenüber 66
Erwartungshaltung 66
Altersregression 68
Para-/Dysfunktionale Loyalitäten 68

13. **Anklage gegen sich selbst und andere – Spezialfall Vorwürfe** **73**

14. ***Beim Klienten spielt die Musik* – Prozessfokussierte Diagnostik mittels PEP** **76**
Sportliche Reizkonfrontation: SUD/HUD 76
Um in der Tiefe scharf sehen zu können, braucht man zwei Augen – Die binokulare Brille der PEP 77
An niemandem lässt es sich so vorzüglich leiden wie an sich selbst – und natürlich an den anderen – Beziehungsdiagnostik mittels der Big-Five-Lösungsblockaden 78
Tiefenbohrung ins psychodynamische Konfliktfeld – Psychodynamische Turboanalyse mittels KKT 80
Analyse blinder Passagiere auf dem Selbstwertschiff – Selbstwerttraining mit PEP 83

15. ***Was man über die Wirkung munkelt* – Wirkhypothesen und Forschungsergebnisse** **87**
Neurobiologische Wirkhypothese 89
Embodimentfokussierte (haptisch-taktile) und neurohumorale Wirkhypothese 90
Wirkhypothese der kortikalen Mehrdurchblutung 92
Wirkhypothese Habituation 93
Wirkhypothese der reziproken Hemmung 93
Positive Kontroll- und Selbstwerterfahrung sowie Selbstwirksamkeitserfahrung 93
Befriedigung verschiedener Grundbedürfnisse 94
Das Meridiansystem, die klassische energetische Wirkhypothese 94

16. ***Was muss ich als Klient meinem Therapeuten erzählen, damit wir klopfen oder es lassen?* Indikation – Kontraindikation** **101**

17. ***Vorsicht, PEP! Die Arbeit könnte leichtfallen und (wieder) Spaß machen*** **– Psychohygiene und Prophylaxe gegen Burn-out und Traumatisierung 104**

18. ***Wie geht'n das nun?***
Praktischer Teil: PEP als Selbsthilfetechnik 107
Die acht Schritte des emotionalen Selbstmanagements mittels Klopfen 108
Problemaktivierungshilfe 109
Die acht Schritte 109
Kurzform des emotionalen Selbstmanagements mittels Klopfen 124
Wenn das emotionale Selbstmanagement mittels Klopfen nicht ausreichend funktioniert 125
Strategien zur Steigerung des Wohlgefühls 132
Damit es sich noch etwas besser anfühlt 133
Die Aktivierungspunkte 134

19. ***Wo geht's hin?*** **– Die Zukunft der Klopftechniken 137**

Literatur 140
Über den Autor 144

Besonderer Hinweis

Dieses Buch informiert über eine neue Stressreduktions- bzw. Psychotherapiestechnik, die Prozess- und Embodimentfokussierte Psychologie (PEP®)[1], die eine Weiterentwicklung der sogenannten Klopftechniken darstellt und deren Stärke u. a. darin liegt, dass sie auch als Selbsthilfetechnik genutzt werden kann. Die beschriebenen Übungen haben sich in der Praxis als sicher und effektiv bewährt. Natürlich kann es immer passieren, dass das Klopfen und die Selbststärkungsübungen nicht wirken, da man bei der Selbstanwendung etwas nicht bedacht hat, man sich nicht auf den für das belastende Thema relevanten Aspekt eingeschwungen hat oder da eine vielschichtigere Problematik vorliegt, bei der die beschriebenen Tools als Selbsthilfeverfahren allein nicht ausreichen.

Wer mittels der beschriebenen Übungen und Klopftechniken eigene Anliegen behandelt, tut dies natürlich auf eigene Verantwortung hin. Der Autor beabsichtigt nicht, individuelle Diagnosen zu stellen oder dezidierte Therapieempfehlungen zu geben. Die hier beschriebenen Techniken und Übungen sind nicht als Ersatz für eine professionelle Behandlung bei gesundheitlichen Problemen oder behandlungsbedürftigen psychischen Störungen zu verstehen, sondern sollen es ermöglichen, erste eigene Anwendungserfahrungen mit den Klopftechniken zur Stressreduktion zu machen.

Wer professionell Patienten oder Klienten mittels einer der Klopftechniken oder PEP behandeln möchte, sollte sich trotz der bisweilen einfach anmutenden Techniken unbedingt darin von einem erfahrenen Ausbilder ausbilden lassen.

1 Um PEP® vor Missbrauch zu schützen und aus Gründen der Qualitätssicherung musste PEP® patenrechtlich geschützt werden.

Geleitwort von Peter Fürstenau

In der Psychotherapie ist ein Stein ins Rollen gekommen – zunächst langsam und still, mit der Zeit aber immer schneller und stürmischer: das Interesse, zu erkunden, auf welchen verschiedenen Wegen sich das Erleben und Sichverhalten von Klienten verändern lässt. Lange ging man davon aus, dass sich erlebnisbedingtes Leid vor allem mittels Gesprächs, Bearbeitung von Problemen und Konflikten oder Anleitung zum Lernen lindern oder heilen lässt. Jetzt erkennen wir immer deutlicher, dass der vielbeschworene psychosomatische Zusammenhang noch ganz andere Chancen therapeutischer Einflussnahme bereithält, die es zu entdecken, zu erkunden und auszuprobieren gilt.

Eine erste Entdeckung in diesem Feld entsprang der Beobachtung, dass bestimmte Augenbewegungen bei einem Menschen, der mit ihn belastenden Erlebnissen, Gefühlen innerlich beschäftigt ist, eine Veränderung im Sinne der Abschwächung der Intensität des quälenden Erlebens bewirken. Das führte zur Entwicklung der EMDR-Technik, die sich auf das aktuelle Erleben konzentriert.

Seit einiger Zeit sind Entdeckungen und Erfahrungen aus dem US-amerikanischen Physiotherapiebereich, der Kinesiologie, in den Blickpunkt der Psychotherapie gerückt. Erste Systematisierungen wurden in einem esoterischen Gewand, verbunden mit abschreckender Umständlichkeit der Vorgehensweise, der irritierten fachlichen Öffentlichkeit präsentiert, was Akzeptanz und Verbreitung stark einschränkte.

Es ist Michael Bohne zu danken, dass er den in Dunkelheit und Zwielicht verhüllten Schatz ins klare Licht der europäisch-amerikanischen Psychotherapie Kultur gestellt hat. Er hat den energetischen Ansatz Schritt für Schritt von mannigfaltigem Ballast befreit und eine praktikable Interventionsarchitektur geschaffen, die der Medizin und der Psychotherapie ein weiteres Instrument bereitstellt, aktuell belastende, bedrängende Gefühle und Gemütszustände ebenso zu behandeln wie dysfunktionale Beziehungsmuster und damit zusammenhängende Überzeugungen. Durch Klopfen an bestimmten Körperstellen und einige zugehörige Übungen werden im Gehirn bei gleichzeitiger Problemexposition Prozesse ausgelöst, die eine Verstörung, Aufweichung pathologischer Fixierungen bewirken und eine gesündere Reorganisation und bessere Integration des Erlebens anstoßen

Diese Interventionstechnik lässt sich in unterschiedlichste Psychotherapieverfahren integrieren. Besonders hervorzuheben ist, dass diese Interventionsweise auf Selbstaktivierung der Klienten setzt und damit eins der wirkstärksten Heilmittel moderner Psychotherapie in den Mittelpunkt stellt.

Prof. Dr. Peter Fürstenau
Düsseldorf, im November 2020

Vorwort

Im Jahre 2006 erschien das erste Fachbuch deutschsprachiger Autoren[2] zu den Klopftechniken, das sich explizit an ein Fachpublikum wandte (Bohne et al. 2006) und in dem von einem Autorenteam ein erster Versuch unternommen wurde zu beschreiben, wie diese sogenannten *Klopftechniken*, die sich aus der Applied Kinesiology (AK) entwickelt haben und die meist *Energetische Psychologie* oder auch *Klopfakupressur*[3] genannt werden, in die Psychotherapie integriert werden können. Für mich als Mitherausgeber des Buches fühlt es sich so an, als seien seitdem Dekaden vergangen. 2009 erschien dann das von mir herausgegebene Buch *Klopfen mit PEP*, und auch seit dieser Zeit ist viel passiert und PEP hat sich massiv weiterentwickelt. In dem Buch gab es einen zweiten Teil mit Anwendererfahrungen, der aus heutiger Sicht nicht mehr dem State of the Art von PEP entspricht. Vieles ist seitdem anders.

Vieles von dem, was ich 2006 geschrieben habe und was 2009 in dem Buch *Klopfen mit PEP* von den Coautoren beschrieben wurde, würde ich heute so nicht mehr sehen, geschweige denn schreiben, und auch deshalb war und ist es nötig, die aktuelle Entwicklung in dem vorliegenden Buch darzustellen. Dabei ging es auch darum, das Buch zu verschlanken und die immer wieder zu hörende und zu lesende Kritik, dass die Praxisberichte nicht mehr auf der Höhe der aktuellen PEP-Entwicklung standen, ernst zu nehmen. Nachdem 2019 ein aktuelles Buch *Synergien nutzen mit PEP* herauskam, in dem die »integrative Kompetenz der Prozess- und Embodimentfokussierten Psychologie in Psychotherapie, Beratung und Coaching« dargestellt wurde, lagen damit aktualisierte Anwendungserfahrungen von 19 erfahrenen PEP-Anwendern in verschiedenen Bereichen vor. Da es innerhalb der verschiedenen Klopftechniken sehr unterschiedliche

2 Wenn ich in diesem Buch nur die männliche grammatische Form wähle, so tue ich dies lediglich aus Gründen einer besseren Lesbarkeit. Eigentlich müsste man durchgängig die weibliche grammatische Form wählen, da die meisten Workshopteilnehmer*innen*, Anwender*innen* und Klient*innen* eben Frauen sind. Dies hat jedoch mein männlich denkendes Gehirn leider nicht hinbekommen. Ich bitte dies zu entschuldigen.

3 Der Begriff »Klopfakupressur« ist eigentlich völlig falsch gewählt, da der Begriff »Akupressur« zusammengesetzt ist aus dem lateinischen *acus* (»Nadel«) und *premere* (»drücken«). Übersetzt hieße der Begriff dann also »Klopfnadeldrücken«.

und teils fragwürdige Ansätze, praktische Durchführungen, Wirkhypothesen und proklamierte Grenzen gab und gibt, wird es in dem vorliegenden Buch immer auch um Abgrenzung gehen müssen. Dabei soll nicht vergessen werden, dass den innovativen Gründungsvätern der Energetischen Psychologie, George Goodheart, Roger Callahan, John Diamond, Fred Gallo, um nur einige zu nennen, meine große Anerkennung und mein Dank gelten, auch wenn man mittlerweile vieles von dem, was sie beschrieben haben, so nicht stehen lassen kann, es kritisch hinterfragen, ja bisweilen deutlich infrage stellen muss. Aber wie war das doch gleich mit den Zwergen auf den Schultern der Riesen?

Die Klopftechniken begannen ab dem Jahr 2001 in Deutschland im psychotherapeutischen Feld gerade etwas bekannter zu werden, es begann sich abzuzeichnen, dass es sich nicht um eine psychotherapeutische Eintagsfliege handelte, sondern dass sich mehr hinter diesen zunächst ungewöhnlich anmutenden Techniken verbirgt. Einige Kollegen hatten bereits von ihnen gehört, einige andere hatten Kurse besucht, doch viele der Letzteren hatten das Gefühl, die sehr techniklastigen und bisweilen auch esoterisch anmutenden Interventionsstrategien nicht gut in ihre Arbeit integrieren zu können. Zu sehr wirkten sie, bei aller außer Frage stehenden beobachteten Wirksamkeit dieser Ansätze, wie Fremdkörper, zu sehr waren die Erklärungen und Bezeichnungen wie von einem anderen Stern (siehe auch S. 27). Auch die energetische Wirkhypothese (siehe S. 94) erreichte viele der wissenschaftlich sozialisierten Kollegen nicht.

Auch deshalb hatte ich 2008 das Buch *Einführung in die Praxis der Energetischen Psychotherapie* im Carl-Auer Verlag geschrieben, in dem ich darstelle, was sich hinter den Klopftechniken verbirgt und wie man die unterschiedlichen Interventionstools aus psychotherapeutischer Sicht und aus Sicht der Hirnforschung erklären könnte. In diesem ersten Carl-Auer-Buch zeichnete sich schon die Weiterentwicklung in die prozessorientierte Richtung ab. Zunächst bildete ich ja noch die sogenannte Gallo-Technik, also EDxTM (EDxTM = Energy Diagnostic and Treatment Methods von Fred Gallo), aus. Dies lag nah, da ich die Energetische Psychologie bei Fred Gallo kennen- und auch schätzen gelernt hatte. Da jedoch viele Seminarteilnehmer, egal ob sie nun bei mir oder bei Fred Gallo einen Kurs gemacht hatten, entweder Probleme unterschiedlichster Art mit dem Muskeltest hatten, EDxTM insgesamt als zu technik- und protokolllastig empfanden oder ihnen EDxTM als zu komplex erschien, begann mir klar zu werden, dass die Zukunft des Klopfens nicht in den technikorientierten Verfahren liegen konnte. Hinzu kam, dass viele Konzepte der Energetischen Psychologie, wie z. B. die psychische Umkehrung, das Switching, der Muskeltest, die Ein- und Mehrpunktprotokolle oder die energetischen Toxine (siehe Bohne 2020a), aus einer völlig anderen als der psychotherapeutischen Denkwelt entstammten, in sich selbst zwar schlüssig waren, jedoch nur einen sehr mühsamen Anschluss an bestehendes abendländisches psychotherapeutisches Wissen fanden. Viele Anwender kritisierten auch, dass sich EDxTM einfach nicht gut in die psychotherapeutische Arbeit integrieren ließ. Allmählich war es für mich als Ausbilder, trotz aller Loyalität, die man als Schüler bisweilen zu seinem Lehrer hat, an der Zeit, nicht mehr die Seminarteilnehmer und Anwender infrage zu stellen, sondern das System, das ich bei Fred Gallo erlernt hatte – mit dem wir zwar zunächst gute klinische Ergebnisse erlangten, welches sich aber in der Praxis als zu schwerfällig und zu wenig flexibel erwies, als dass es sich gut in die tägliche Praxis hätte integrieren lassen.

Parallel zu der Konzeption des ersten Carl-Auer-Buches und zu diesen Überlegungen fand in Heidelberg eine Tagung zum Thema Energetische Psychologie statt. Ich freute mich, viele amerikanische Experten aus dem Bereich der Energetischen Psychologie zu sehen, und war ganz gespannt auf die Kollegen aus Übersee und ihre Erkenntnisse und Anwendungserfahrungen. Was sich mir und anderen Teilnehmern auf dieser Tagung dann vonseiten vieler amerikanischer Kollegen bot, war jedoch entweder nichts Neues, oder aber es handelte sich teils um extrem suspekte Anwendungsbeispiele. Da testeten Therapeutinnen mittels Muskeltest, ob man in einem ehemaligen Leben eine Hexe oder ein Heiler war, oder der Muskeltest wurde dazu benutzt, die wirklich wahren Wurzeln zur Genese der aktuellen Störung zu finden. Ganz nach dem Motto: »Jetzt testen wir mal, ob du nicht als Kind missbraucht worden bist.« Es war mir plötzlich peinlich, zu solch einer Gemeinschaft dazugehören zu sollen, und ich bemerkte eine innere Zerrissenheit. Einerseits hatten viele Klopfanwender, meine Workshopteilnehmer und ich Hunderte, ja Tausende von guten Erfahrungen mit der Anwendung der Energetischen Psychologie gemacht, andererseits fand ich vieles, was ich dort sah, suspekt und unseriös. Mein latent ungutes Gefühl bei der Anwendung des Muskeltests bestätigte sich, und mir war nun vollends klar, dass man den gesamten terminologischen und fragwürdigen inhaltlichen Ballast sowie die meisten Begriffe und Erklärungskonzepte der Energetischen

Psychologie infrage stellen, ja über Bord werfen müsste, wenn man wollte, dass sich in Deutschland auch weite Kreise seriöser Psychotherapeuten mit den Klopftechniken beschäftigen können – und das wollte und will ich.

Bei all den aus fachlicher Sicht durchaus bedenklichen und fragwürdigen Beobachtungen, die man innerhalb der Klopfanwender-Community machen konnte und kann, wozu auch unreflektierte Heilsversprechen und esoterische Erklärungen zählen, kann jedoch nicht außer Acht gelassen werden, dass die Klopftechniken in der Anwendung tatsächlich häufig und problemlos funktionieren und ja vielleicht gerade deshalb manch einen dazu verleiten, die eigenen Grenzen und die Grenzen der Technik zu übersehen.

Während also das Klopfen in den ersten Jahren nach 2001 im psychotherapeutischen Feld erst langsam bekannt wurde, haben heute die meisten psychotherapeutisch arbeitenden Kollegen schon irgendetwas über *das Klopfen* gehört. Sei es von Kolleginnen, sei es auf Tagungen, in Supervisionsgruppen oder durchs Fernsehen oder durch eine der mittlerweile unzählig anmutenden Buchpublikationen. Oder vielleicht auch durch die zunehmende Erwähnung in den Printmedien, wie z. B. in der *Süddeutschen Zeitung* (Lutz 2009), die über das Phänomen *desk rage*, also Wutausbrüche im Büro, berichtete und die interviewte Expertin fragte, was sie denn im Falle von ungünstigen Emotionen im Büro empfehle. Sie empfahl jedem Mitarbeiter und jeder Führungskraft, ein paar gute Stressmanagementtechniken zu erlernen, und erwähnte dann anschließend ausschließlich eine Klopftechnik, nämlich EFT (Emotional Freedom Techniques). Auch im *Spiegel* (Großekathöfer u. Hacke 2009) ließ sich lesen, wie eine bekannte Sportlerin das Klopfen nutzt. Die deutsche Schwimmerin Britta Steffen erzählt in dem Interview, wie sie vor ihren Wettkämpfen mittels Selbstakzeptanzaffirmationen der Energetischen Psychologie und Klopfen vorhandene Ängste und Stress reduziert, so z. B. ihre Angst, dass der Schwimmanzug beim Sich-nach-vorne-Beugen auf dem Startblock reißen könnte. Sie beschreibt ihre Erfahrung wie folgt:

> »Dann habe ich meine Handballen gegeneinandergeklopft und den Satz gesagt: ›Ich liebe und akzeptiere mich, auch wenn ich nackig auf dem Startblock stünde.‹ Ich habe das wie immer dreimal gemacht. Und plötzlich: Buff! Alle Nervosität war weg. Ich finde es krass, wie effektiv so eine einfache Übung ist.«

Mittlerweile fragen immer häufiger auch Klienten bei Therapeuten nach, ob sie denn auch mit dem Klopfen arbeiten würden, und mittlerweile hat sich viel verändert hinsichtlich der Integrationsmöglichkeit des Klopfens und der vermuteten Wirkhypothesen.

Die Aufgabe des vorliegenden Buches liegt darin, darzustellen, was das Klopfen eingebettet in der Prozess- und Embodimentfokussierten Psychologie, also PEP, auszeichnet. Insgesamt kann man sagen, dass sich PEP gut in die Behandlung verschiedenster Probleme, Symptome, Erkrankungen und in die unterschiedlichsten Behandlungssettings integrieren lässt (siehe auch Bohne u. Ebersberger 2019). Prozessorientiertes Arbeiten in der Psychotherapie ist lange bekannt; ich habe den Versuch unternommen, die wirklich nützlichen und überzeugenden Wirkelemente der Energetischen Psychologie aus ihrem technischen und teils esoterischen Korsett zu befreien, um sie besser in andere Ansätze integrierbar und einer wissenschaftlichen Betrachtungsweise zugänglich zu machen. In der PEP werden die wirksamsten Interventionstools aus der Energetischen Psychologie genutzt und weiterentwickelt. Weniger gut integrierbare oder starre Tools wurden über Bord geworfen bzw. verändert und mit psychodynamischen, hypnotherapeutischen, verhaltenstherapeutischen und systemischen Tools verbunden, sodass nun eine für einige Kontexte und Anwender gut integrierbare Zusatztechnik bzw. für andere Kontexte und Anwender eine kompakte Methode zur Verfügung steht, die sich mühelos in alle bekannten Psychotherapiemethoden und Ansätze integrieren bzw. mit ihnen kombinieren lässt.

Die Leichtigkeit in der Anwendung und die oft erstaunlich schnelle Wirksamkeit der Klopftechniken und der PEP sollten nicht darüber hinwegtäuschen, dass auch weiterhin ein profundes klinisches und diagnostisches Wissen der Anwender sinnvoll, nützlich und bei einigen Indikationen unabdingbar ist. So sollte man im Bereich der komplex traumatisierten Patienten und der Patientinnen mit dissoziativen Identitätsstörungen (DIS) auch weiterhin die bekannten und von den Traumagesellschaften vorgeschlagenen Behandlungsempfehlungen beachten. Auch empfiehlt es sich nicht, ohne Erfahrung mit dieser Klientel, sie mit PEP oder dem Klopfen allgemein zu behandeln. Wie sich PEP gut in die Behandlung von komplexen Traumafolgen integrieren lässt, hat Anke Nottelmann (2019) in *Synergien nutzen mit PEP* dargestellt.

In dem vorliegenden Buch soll die prozessorientierte Weiterentwicklung des Klopfens (PEP) beschrieben werden. Wie PEP dezidiert in die verschiedenen anderen Methoden integriert werden kann und welchen Nutzen und Zugewinn PEP dort hat, ist in *Synergien nutzen mit PEP* nachzulesen.

Die prozessorientierte Weiterentwicklung zeigt sich auch in ihrem Namen, denn auch dieser weist darauf hin, dass das Ganze lange Zeit im Fluss war. Zunächst stand PEP für *Prozessorientierte Energetische Psychologie*, hierbei war mir vor allem eine Abgrenzung zu den technik- und protokolllastigen Ansätzen wichtig. Da jedoch viele Anwender Schwierigkeiten mit den *energetischen* Implikationen hatten und haben und überdies wenig dafür spricht, dass es sich um rein energetische Wirkfaktoren handelt, die am Werke sind, hat sich eine eher wissenschaftlich orientierte, die Wechselwirkung zwischen Psyche und Körper würdigende Terminologie angeboten, nämlich der Begriff des Embodiments (siehe auch Storch et al. 2006).

Embodiment verwendet man in der Psychologie (besonders der Sozialpsychologie und Klinischen Psychologie) zunehmend, um die Wechselwirkung zwischen Körper und Psyche zu betonen. Nicht nur drücken sich psychische Zustände im Körper aus, und zwar nonverbal als Gestik, Mimik oder Körperhaltung, sondern es zeigen sich auch Wirkungen in umgekehrter Richtung: Körperzustände beeinflussen psychische Zustände. Beispielsweise haben Körperhaltungen, die aus irgendeinem Grund eingenommen werden, Auswirkungen auf die Kognition (z. B. Urteile, Einstellungen) und Emotionalität[4], wie sie z. B. auch der amerikanische Psychologe Paul Ekman in vielen Studien beschrieben hat.[5] Was mich noch dazu inspiriert hat, den Begriff »Embodiment« zu nutzen, ist ein Beitrag des Neurobiologen Gerald Hüther in dem Buch *Embodiment* (Storch et al. 2006). Hier beschreibt der Autor, wie wesentlich es aus neurobiologischer Sicht ist, den Körper bei emotionalen Veränderungsprozessen mit einzubeziehen. Dieses Wissen ist jedoch nicht neu. Schon Wilhelm Reich hat vor ca. 100 Jahren mit seiner Arbeit die Grundlagen für viele körperpsychotherapeutische Methoden gelegt. Die Klopftechniken nutzen augenscheinlich auch die Beeinflussung des Körpers, der Begriff »Körperpsychotherapie« würde jedoch die Klopftechniken nicht

4 Um eine möglichst aktuelle Beschreibung des bislang wenig eingeführten Begriffs »Embodiment« zu finden, habe ich mich auch aus wissenssoziologischen Gründen der Quelle www.wikipedia.de bedient.

5 Siehe auch Ekman (2004) und http://www.paulekman.com [10.11.2020].

wirklich treffend beschreiben, da sich Körperpsychotherapien weit umfangreicher mit dem Körper beschäftigen und da das Klopfen ja nur *eine* Intervention ist. Deshalb lag es auf der Hand, einen neuen, noch unverbrauchten Begriff zu nutzen, um zu beschreiben, was in der PEP gemacht wird und wie man sich die Wirkungsweise erklärt. »Embodimentfokussierung« meint, dass der Fokus bei der Diagnostik, der Behandlung und bei der Ressourcenaktivierung eben zu einem großen Teil auf dem *körperlichen Netzwerk* liegt. Deshalb wurde PEP zur *Prozess- und Embodimentfokussierten Psychologie*, wobei mir bewusst ist, dass Embodiment in anderen Bereichen auch eine andere Bedeutung hat bzw. zur Erklärung anderer Phänomene genutzt wird. Dennoch beschreibt »Embodiment« auf eine klare Art, dass der Körper bei der Beeinflussung der emotionalen und kognitiven Zustände genutzt wird, und zwar in beide Richtungen. Stress und dysfunktionale Kognitionen werden in den Klopftechniken immer unter Stimulation des Körpers verändert. Durch die Diagnostik mittels Kognitions-Kongruenz-Test wird in der PEP u. a. auf somatische Marker, also Körperreaktionen, geachtet, und bei der Entwicklung positiver Affirmationen wird besonderer Wert darauf gelegt, dass die gefundenen Affirmationen sich kongruent (also auch körperlich stimmig) anfühlen und sie eine positive physiologische (also körperliche) Reaktion verursachen.

Der Name PEP wird von vielen Anwendern und Klienten zudem positiv konnotiert, da PEP nun eben auch *peppig* klingt. Menschliches Leid wiegt häufig schwer genug, so sollten doch zumindest die *Leidensveränderungsmaßnahmen* (also z. B. Psychotherapie) auch Freude machen dürfen, und auch Leichtigkeit, Zuversicht und wertschätzender Humor sollten ihren Raum haben. Für mich gilt deshalb – und dies auch aus eigener Klientenerfahrung:

> *»Man kann Leichtigkeit, Zuversicht und Humor gar nicht ernst genug nehmen.«*

Da die Teilnehmer meiner Workshops immer wieder explizit erwähnen, dass ihnen die Leichtigkeit, die Zuversicht und der Humor (auch bei sogenannten schweren Themen) so guttäten, habe ich mich dazu entschlossen, auch diesen beiden Aspekten in diesem Buch Raum zu geben. Bei all jenen, die sich mehr Ernsthaftigkeit, Bedeutsamkeit und einen wissenschaftlicheren Stil wünschen, möchte ich mich schon hier entschuldigen.

Meine Absicht ist es nicht, der wissenschaftlichen Gemeinschaft mit diesem Buch ein in der Sprache der Wissenschaft abgefasstes, nüchternes und mit der für wissenschaftliche Publikationen gehörigen Zurückhaltung verfasstes Buch vorzulegen oder mit diesem Buch die skeptischsten Zeitgenossen zu überzeugen. Ich selbst bin Praktiker und will gar nicht verhehlen, dass ich nach wie vor fasziniert bin von dem, was ich an Erfahrungen mit der PEP in der psychotherapeutischen und der Coachingpraxis mache und was mir von mittlerweile mehr als 3500 Seminarteilnehmern und Kollegen berichtet wurde. Natürlich begrüße ich es sehr, dass sich mehr und mehr Kollegen auch an Hochschulen des Themas aus wissenschaftlicher Sicht annehmen. Dieses vorliegende Buch jedoch ist für Praktiker geschrieben und will aufzeigen, was sich hinter dieser zunächst ungewöhnlich anmutenden Methode PEP verbirgt und wie sie sich in verschiedenste Arbeitsweisen prozessorientiert integrieren bzw. damit kombinieren lässt.

Aus wissenssoziologischer Sicht gibt es aber noch ein paar Beobachtungen, die hier nicht unerwähnt bleiben sollen. Das Autorenteam um Geßner-van-Kersbergen, Aalberse und Andrade hatte 2012 ein sehr umfangreiches Buch zu den Klopftechniken (Aalberse u. Geßner-van-Kersbergen 2012) vorgelegt, in dem es auch diesen Autoren ein Anliegen ist, die positiven Erfahrungen der Klopftechniken vor allem neurobiologisch zu erklären. Andrade ist Arzt und Psychoneuroimmunologe und hat eine Fülle von spannenden Ergebnissen aus der Akupunkturforschung und eigenen Untersuchungen vorgelegt, die hier gar nicht im Einzelnen erwähnt werden können. Das Buch ist eine echte Bereicherung im Feld der Klopftechniken, und das Autorenteam hat einen Begriff geprägt, der Psychotherapiegeschichte schreiben könnte – sie sprechen von *bifokal-multisensorischen Aktivierungen/Stimulationen* bzw. *bifokal-multisensorischen Interventionsstrategien/-techniken (BMSI)*. Hiermit war zunächst ein neuer Begriff für bestimmte Klopftechniken eingeführt worden. Auch diese Terminologie lässt die energetischen Wirkhypothesen hinter sich und fokussiert auf neurobiologische Wirkmechanismen. Die Terminologie lässt sich aber auf alle Bottom-up-Techniken anwenden, die zunächst ein belastendes Thema aktivieren und dann gleichzeitig (also bifokal, unter Herstellung einer geteilten Aufmerksamkeit) multisensorische Stimuli wie z. B. Augenbewegungen, haptisch-taktile Stimuli wie Klopfen setzen, oder die mit Gerüchen, dem Geschmackssinn oder Geräuschen arbeiten.

Nachdem ich von diesem Begriff bifokal-multisensorische Interventionstechniken (BMSI) gelesen und einen sehr inspirierenden Austausch mit dem Hirn- und Haptikforscher Martin Grunwald in Leipzig hatte, hat sich in mir mehr und mehr die Idee verfestigt, einen Kongress zu diesem Thema anzuregen. Der Begriff bifokal-multisensorische Interventionsstrategien erschien mir als einender Hauptnenner für viele innovative Techniken wie Brainspotting, EMDR, EMI, hypnotherapeutische Ansätze, Aufstellungsphänomene, sämtliche Klopftechniken und PEP. Der Begriff BMSI schien auch geeignet, zwischen den erwähnten Ansätzen mögliche Hürden und Ressentiments zu überwinden und sich hinsichtlich der Wirkhypothesen und praktischer Anwendungen gegenseitig zu inspirieren und voneinander zu lernen. Das hatte in mir den Wunsch geweckt, unterschiedliche Vertreter aus den verschiedenen Bereichen zusammenzubringen. Ich hatte ohnehin vor, mit der Carl Auer Akademie eine größere Veranstaltung zu PEP durchzuführen. Da ich von dem Thema so sehr angetan war, habe ich blitzschnell Gunther Schmidt und Bernhard Trenkle gefragt, ob sie auch Interesse an einem solchen Kongress hätten. Das sofortige große Interesse beider hat dazu geführt, dass wir eine Tagung mit dem Titel *Reden reicht nicht!* 2014 in der Heidelberger Stadthalle geplant haben, zu der wir neben Hirn- und Psychotherapieforschern Vertreter der verschiedenen bifokal-multisensorisch arbeitenden Techniken einladen wollten. Was dann hinsichtlich der Anmeldungen passierte, sprengte sämtliche Grenzen. Die Tagung war innerhalb von drei Wochen weit ein Jahr vor Beginn der Veranstaltung mit 1300 Plätzen ausgebucht. In den folgenden Tagen bekamen wir dann noch ca. 1000 weitere Anmeldungen, die eine so noch nie da gewesene Warteliste darstellten. Nach 2014 hat es dann noch zwei weitere (2016 und 2019) sehr erfolgreiche und ausgebuchte Tagungen mit dem Titel *Reden reicht nicht!?* gegeben. Wir haben da wohl mit dem Thema den Nerv der Zeit getroffen.

Ein wesentlicher Aspekt, der mir am Herzen liegt, ist neben der Entmystifizierung der Klopftechniken die Kombination von psychodynamischem, hypnotherapeutischem, systemischem und verhaltenstherapeutischem Wissen mit den bifokal-multisensorischen Aspekten der Klopftechniken. Hierzu zählt die für mich atemberaubende Entdeckung, dass eigentlich immer die gleichen ein bis fünf psychodynamisch-systemischen Gründe vorliegen, wenn BMSI-Techniken, aber auch Psychotherapie generell, nicht wirken. Diese Blockaden habe ich deshalb als die »Big-Five«-Lösungsblockaden (S. 62) bezeichnet. Sie haben mich wieder mit psychodynamischen Ansätzen versöhnt und auch dazu geführt, dass Kolleginnen und Kollegen mit psychodynamischem, tiefenpsychologischem und psychoanalytischem Hintergrund ein großes Interesse an PEP haben und PEP gut integrieren können. Auch der Kognitions-Kongruenz-Test (S. 80) hat sich als beeindruckendes diagnostisches Instrument für vor- und unbewusste Blockaden bewährt. Mit diesen Elementen und dem zu PEP gehörenden Selbstwerttraining weist PEP weit über den Status einer bifokal-multisensorischen Klopftechnik hinaus.

Nicht zuletzt ist es mir ein wichtiges Anliegen, auf die wesentliche Bedeutung der therapeutischen Beziehung und der inneren Haltung des Therapeuten einzugehen. Die innere Haltung, so hat es der Hypnotherapeut Jeffrey Zeig einmal bezeichnet, ist eine hoch wirksame Tranceinduktion, und unser innerer Zustand hat nicht erst seit der von Stephen Porges (2010) beschriebenen Polyvagal-Theorie einen direkten stresssteigernden oder stressmindernden Einfluss auf unser Gegenüber. Somit ist PEP gekennzeichnet von einer inneren Haltung, die bei aller Würdigung des Leids auf dem Fundament von Wertschätzung, Leichtigkeit, Zuversicht und Humor steht. Ohne solch eine humanistische Grundhaltung laufen die bifokal-multisensorischen Techniken Gefahr, eine inhumane, leistungsorientierte und technische therapeutische Atmosphäre zu erzeugen. Wie könnte man Paracelsus im 21. Jahrhundert, also in einer Zeit, in der Effizienz, Technikorientierung und Machbarkeitswahn uns alle nicht gänzlich unbeeinflusst lassen, ergänzen? *Die wichtigste Arznei für den Menschen ist* (und bleibt, M. B.) *der Mensch*.

Da die Geschwindigkeit, mit der sich PEP inhaltlich weiterentwickelt hat und mit der es im psychotherapeutischen Feld wahrgenommen wird, von Anfang an recht turbulent war und in den letzten Jahren noch einmal deutlich zugelegt hat, musste PEP immer wieder neu und aktualisiert beschrieben werden. Vieles hat sich verändert. Teils betrifft es konkrete Abläufe in der PEP, teils den Blick auf PEP als Ganzes, dann wiederum die Forschungslage zu den Klopftechniken allgemein und zu PEP im Besonderen, also die Forschungsprojekte hier in Hannover in der Arbeitsgruppe *Neuropsychophysiologie der*

Emotionsregulation des Instituts für Diagnostische und Interventionelle Neuroradiologie an der Medizinischen Hochschule Hannover (MHH). Wir haben hier die drei weltweit ersten bildgebenden Studien zum Klopfen und zu PEP mittels fMRT durchgeführt.[6]

Auch die Wahrnehmung von PEP durch die PEP-Anwender hat sich in den letzten Jahren deutlich verändert. Immer mehr Absolventen der PEP-Fortbildung haben darauf hingewiesen, dass PEP für sie weit mehr als eine Zusatztechnik ist. Gerade durch die »Big-Five«-Lösungsblockaden, den Kognitions-Kongruenz-Test (KKT) und das Selbstwerttraining haben viele Kolleginnen und Kollegen das Gefühl, mit PEP eine vollständige Methode an Bord zu haben. Auf diesen Aspekt werde ich in diesem Buch dezidiert eingehen. Auch die Anmeldezahlen zu den Kursen wachsen anhaltend und stetig. So haben zwischen 2009 und 2020 insgesamt ca. 3500 Kolleginnen und Kollegen die PEP-Fortbildung begonnen und zum größten Teil schon abgeschlossen. Auch die Spezialisierung und Vertiefung innerhalb von PEP hat weiter zugenommen. So gibt es mittlerweile breite Erfahrungen in der Anwendung mit PEP, die auch zu Vertiefungskursen geführt haben, wie z. B. PEP bei komplexen Traumafolgen, PEP bei Depressionen, PEP in der Kinder- und Jugendlichenpsychotherapie (KJP), PEP im Auftrittscoaching, PEP in der Medizin (Anästhesie, Schmerz, Palliativ, Geburtshilfe, Angehörigenarbeit) sowie neoabstinentes, verdecktes Arbeiten mit PEP.

Viele der Weiterentwicklungen spiegeln sich auch in Buchpublikationen zu den jeweiligen Themen wider. So sind vor allem im Carl-Auer Verlag in den letzten Jahren einige neue Bücher zu PEP erschienen, andere sind in Planung und werden noch erscheinen.

Nun wünsche ich Ihnen jedoch erst einmal viel Freude mit diesem Buch. Viel Spaß beim Lesen und Ausprobieren!

Michael Bohne
Hannover, im November 2020

---

6 Die erste der Studien ist unter https://bmcneurosci.biomedcentral.com/articles/10.1186/s12868-020-00597-x als Open Access veröffentlicht [10.11.2020].

1. *Es war einmal im alten China, oder: Once upon a time in America …* Historische Wurzeln der Klopftechniken

Da die bislang bekannten Klopftechniken alle das sogenannte Meridiansystem zur Stimulation des Körpers genutzt haben, haben sie somit natürlich ihre ältesten Wurzeln im alten China. Die Beobachtung, dass sich über die Stimulation von Akupunkturpunkten auch Emotionen therapeutisch verändern lassen, ist im Grunde so alt wie die Akupunktur selbst, also ca. 5000 bis 6000 Jahre. Emotionen werden in der TCM (Traditionellen Chinesischen Medizin) als »Bewegungen des Qi der Organe« bezeichnet (siehe Kubny 2002, S. 127) und waren immer nur ein Teil einer Gesamtdiagnose und -behandlung der TCM. Die Psychotherapie westlicher Prägung gab und gibt es weder im alten noch im neuen China (abgesehen von ersten Kontakten mit westlichen Therapiemethoden seit den 90er-Jahren des 20. Jahrhunderts).

Wenngleich viele Menschen in Deutschland denken, Fred Gallo habe die Energetische Psychologie entwickelt, war es doch der amerikanische Chiropraktiker George Goodheart, der das Klopfen von Akupunkturpunkten zur Auflösung von Stress als Erster beschrieben hat. Goodheart, der in den 60er-Jahren des 20. Jahrhunderts das alte Wissen der TCM mit verschiedenen manualtherapeutischen Methoden und dem aus der Physiotherapie kommenden Muskeltest zusammenbrachte, war einer der Hauptvertreter der *Applied Kinesiology* (AK), jener ganzheitlichen ärztlich-physiotherapeutischenen Behandlungsmethode, bei der körperliche Störfelder mittels Muskeltest aufgesucht und mit verschiedensten manualtherapeutischen Techniken behandelt werden. Goodheart formulierte die Hypothese, dass die »somatische Verarbeitung psychischer Reize« vor allem durch die Behandlung der sogenannten Anfangs- und Endpunkte der Meridiane günstig beeinflusst würde (Burtscher, Eppler-Tschieder, Gerz u. Suntinger 2001, S. 174). Die meisten Klopftechniken nutzen auch heute noch für die Klopfbehandlung diese Anfangs- und Endpunkte der Meridiane. Im Folgenden waren es dann zwei ungewöhnliche und innovative Psychotherapeuten, die diese Beobachtungen und Hypothesen Goodhearts (vielleicht etwas zu) konsequent auf die Psychotherapie anwandten. Zum einen war es der australische Arzt, Psychiater und jungsche

Psychoanalytiker John Diamond, zum anderen der amerikanische Psychologe Roger Callahan, die eine Fortbildung in Applied Kinesiology absolvierten (Diamond 2001, S. 16; Callahan 2001, S. 8 f.). Ferner soll Callahan entscheidende Impulse zur Behandlung von Emotionen wiederum von John Diamond erhalten haben (Gallo 2002, S. 10). Callahan betrachtete laut Gallo den Großteil seiner Arbeit als »Betriebsgeheimnis«. Er entwickelte ein System, in dem je nach Diagnose ganz konkrete Akupunkturpunkte in einer ganz genauen Reihenfolge beklopft werden mussten, damit sich die Symptome auflösen konnten (Thought Field Therapy = TFT). Zur teilweise abenteuerlichen Geschichte der Energetischen Psychologie siehe unter Gallo (2000, 2002). Gallo hat sich mit den unterschiedlichsten energetischen und kinesiologischen Techniken beschäftigt, später noch bei Callahan gelernt und dann sein eigenes System (EDxTM = Energy Diagnostic and Treatment Methods) entwickelt. In seinem System werden die betroffenen Meridiane, die Behandlungspunkte, die dysfunktionalen Kognitionen und aus psychodynamischer Sicht die unbewusste Abwehr (in der Energetischen Psychologie *psychische Umkehrung* genannt) vor allem mittels Muskeltest ermittelt.

Ein weiterer sehr wichtiger Vorreiter der Klopftechniken ist der Ingenieur und Coach Gary Craig, dem die unterschiedlichen Behandlungsabfolgen von Callahan nicht plausibel erschienen und der die Idee entwickelte, einfach alle Meridiane durchklopfen zu lassen, in der Annahme, dass ja die betroffenen Meridiane und Akupunkturpunkte so in jedem Fall dabei sein würden. Seine Technik, die Emotional Freedom Techniques (EFT), ist im Selbsthilfebereich sicherlich bislang die populärste. Dies liegt außer am professionellen Marketing nicht zuletzt daran, dass EFT stark vereinfacht ist und so auch ohne große Vorerfahrungen angewandt werden kann. Es mag auch daran liegen, dass im EFT gewisse omnipotente Heilsversprechungen (nicht nur unter dem Namen *emotionale Befreiung* bzw. *Freiheit*) gemacht werden, die bei Hilfe Suchenden natürlich gut ankommen. Dies wiederum ist verständlich, da Gary Craig und wohl immer noch viele EFT-Anwender eben keine ausgebildeten Psychotherapeuten sind, sie somit nicht die Differenziertheit und Komplexität vieler Störungsbilder berücksichtigen und berücksichtigen können. Da die Klopftechniken in einigen Bereichen, wie z. B. bei Ängsten und bei posttraumatischem Stress, enorme Wirksamkeit zeigen, propagieren viele EFT-Anwender diese Wirksamkeit auch bei anderen, weit komplexeren Störungsbildern.

Trotz alledem stellt EFT einen wichtigen, hilfreichen und wesentlichen Zweig der Klopftechniken dar. Erfahrene und gut ausgebildete Psychotherapeuten berichten jedoch immer wieder, dass ihnen die Fortbildungskurse bei EFT-Ausbildern zu oberflächlich seien und die Ausbilder die Klopftechniken nicht gut aus psychotherapeutischer Sicht erklären könnten und auch nicht gut erklären könnten, wie die Klopftechniken in die unterschiedlichsten Psychotherapiemethoden integriert werden können, da sie selbst oft gar nicht oder kaum psychotherapeutisch ausgebildet sind. Leider hört man auch immer wieder, dass einzelne EFT-Ausbilder die anerkannte Psychotherapie bzw. Psychotherapeuten entwerten, ohne sie wirklich differenziert zu kennen oder beurteilen zu können. Auch eine kritische Distanz zu den energetischen Wirkhypothesen und eine Reflexion anderer, vor allem neurobiologischer Wirkhypothesen fand man eher selten im Bereich der EFT. Dies scheint sich nun aber zumindest im Bereich der Forschung mehr und mehr zu ändern.

Viele gute Studien zu den Klopftechniken kommen von Ärzten und Psychotherapeuten, die EFT anwenden. Allerdings führen EFT-Autoren und -Anwender immer wieder die wohl von Craig oder Callahan stammende Behauptung an, dass *allen negativen Emotionen eine Störung innerhalb des körpereigenen Energiesystems* zugrunde liege (siehe z. B. Hartmann 2002, S. 19; Benesch 2005, S. 23; Wells a. Lake 2006, S. 13; Keller 2005, S. 13). Es findet sich kaum ein EFT-Buch, in dem diese Behauptung nicht vertreten wird, und kaum eine Homepage von EFT-Anwendern, die nicht durch dieses Zitat geziert wird. Häufig finden sich auch in den Namen der Klopftechniken diese energetischen Hinweise, wie etwa bei *Meridianfeld-Therapie, Meridian-Energie-Technik* oder *Healing-Energy-Light-Process.*

Wenn man Publikationen zur Energetischen Psychologie liest, bekommt man schnell das Gefühl, dass die Autoren die energetischen Wirkhypothesen als Wahrheiten verstehen, und es fällt auf, dass der Anschluss an andere, nicht energetisch orientierte Wissensquellen kaum bzw. wenig vorhanden zu sein scheint. Auch Gallo nennt sein 2009 erschienenes Buch *Energetische Selbstbehandlung. Durch Meridianklopfen traumatische Erfahrungen heilen.* Aus wissenssoziologischer Sicht haben wir es also mit einem selbstreferenziellen System zu tun, das Wissen nur aus sich selbst heraus generiert und nicht aus anderen Wissensquellen. Dies beinhaltet natürlich die Gefahr der methodisch-theoretischen Inzucht. Es sei jedoch an dieser Stelle auch nochmals auf die freudige Entwicklung der Kopftechniken, vor allem des EFT, in der Forschung hingewiesen. In den letzten Jahren sind einige sehr inspirierende und beeindruckende Forschungsarbeiten auch in qualitativ hochwertigen Journals erschienen. Also auch im Bereich EFT tut sich etwas. Hierzu mehr in Kapitel 15.

Damit man die Unterschiede zwischen der Energetischen Psychologie und den meisten psychotherapeutischen Schulen versteht, ist es aus wissenssoziologischer Sicht wichtig zu bedenken, dass die Grundhaltung in der Applied Kinesiology und somit auch bei ihrem Ableger, der Energetischen Psychologie, eine vollkommen andere ist als in der abendländischen Psychotherapie. Während in der Psychotherapie großer Wert auf die Beziehungsgestaltung gelegt wird (nicht zuletzt, da ja die Güte der Beziehung nach wie vor ein wesentlicher Wirkfaktor ist), findet man in der meist am Körper orientierten Applied Kinesiology, aber auch in der sich primär auf die Psyche beziehenden Energetischen Psychologie immer wieder eine eher mechanistische bzw. an körperlichen Strukturen und Befunden orientierte Grundhaltung, in der ein Behandler Dutzende, ja teils Hunderte von Muskeltests *am* Patienten durchführt. Der Behandler kennt Mittel und Wege in Form von geeigneten Techniken und Tools, um die körperlichen, energetischen oder psychischen Blockaden des Klienten zu lösen, quasi wieder *einzurenken*. Es herrscht eher die Grundhaltung vor: *Therapeut behandelt aktiv den Klienten* (was ja in der Behandlung körperlicher Leiden absolut normal ist), während bei der Psychotherapie und noch mehr beim Coaching die Rolle des Behandlers eher die des anregenden, hinterfragenden oder unterstützenden Gegenübers ist.

Die Hauptarbeit muss bei Psychotherapie und Coaching der Klient selbst machen, während er bei der Applied Kinesiology und nicht selten bei der Energetischen Psychologie aktiv *behandelt* oder *getestet* wird. Auch die Steuerung des Prozesses wird bei Psychotherapie und Coaching viel stärker vom Klienten bestimmt. Ferner wird mittlerweile bei den meisten Psychotherapiemethoden und beim Coaching sowieso großer Wert auf Methoden- und Prozesstransparenz gelegt, während der Behandler bei der Applied Kinesiology und häufig bei der Energetischen Psychologie die einzelnen therapeutischen Schritte nicht unbedingt transparent macht. Bei der Arbeit am Körper ist dies ja in der Medizin ohnehin nicht üblich, und es wird auch von Patienten meist nicht erwartet, dass jeder diagnostische Teilschritt sofort erklärt wird. Da es aber in der Psychotherapie immer wieder um Themen wie Autonomie, Kontrolle und Identität geht, ist es unabdingbar, dass zumindest größere Teilschritte und Hypothesen transparent gemacht werden.

Meine Kritik am Muskeltest bezieht sich also keineswegs auf seine Anwendung innerhalb einer am Körper orientierten medizinischen Behandlung, auch halte ich größte Stücke auf die differenzierte Behandlungsweise der Manualtherapie und der Applied Kinesiology (auch aus eigener Patientenerfahrung). Der Unterschied liegt jedoch darin, dass bei der Applied Kinesiology mittels eines am Körper orientierten Tests, des Muskeltests, im Körper befindliche Störungen aufgespürt werden, während die Anwender des Muskeltests in der Psychotherapie mittels dieses am Körper orientierten Tests Diagnostik auf der Ebene von Emotionen, Kognitionen und Erinnerungen machen, und die sind nicht primär körperlich, auch wenn sie körperliche Auswirkungen haben mögen. Man testet quasi auf einer anderen Ebene als der, auf der das Problem liegt. Aufgrund dieser aufgezeigten historischen Entwicklungslinie muten manche Klopftechniken eben noch heute sehr technisch an, vor allem wenn der Muskeltest, wie im Falle der Gallo-Technik (EDxTM), einen großen Raum einnimmt.

2. Die Energetische Psychologie – eine kollektive Hypnotisierung?

Als ich 2001 das erste Mal Kontakt zur Energetischen Psychologie bekam und einen Workshop von Fred Gallo besuchte, war ich zum einen erstaunt, zum anderen fasziniert und beeindruckt. Dass die Beeinflussung des Körpers auch emotionale Veränderungsprozesse in Gang setzen kann, hatte ich bereits in meinem ersten Beruf als Physiotherapeut, genauer: als Masseur, feststellen können. Bei der Anwendung der Bindegewebsmassage, einer Reflexzonentherapie, zeigten Patienten immer wieder starke emotionale Reaktionen, bzw. ihre Stimmung besserte sich nach einer solchen Maßnahme. Im Bereich der physikalischen Therapie hatte sich jedoch niemand so recht für diese Phänomene interessiert. Nun war ich mit der Energetischen Psychologie wieder konfrontiert mit einer den Körper stimulierenden therapeutischen Interventionstechnik, was bei mir persönlich somit an alte berufliche Erfahrungen anknüpfte. Gänzlich neu waren jedoch die verschiedensten Begrifflichkeiten und Erklärungen, die, im Nachhinein betrachtet, eine interessante Auswirkung auf das Denken und Verstehen vieler Anwender hatten und haben, wobei ich mich da gar nicht ganz ausschließen möchte. Etwas humorvoll zusammengefasst zeigte sich ungefähr folgendes Bild:

> ... Plötzlich war der einzige Grund für jegliche belastenden Gefühle und Gedanken in einer Blockade der Meridiane, der Energiebahnen aus der Traditionellen Chinesischen Medizin (TCM), zu suchen. Das Beklopfen der Akupunkturpunkte verursachte blitzschnell eine Balancierung der zuvor blockierten Meridiane, was natürlich sofort dazu führte, dass der Energiefluss wieder in Gang kam und die dysfunktionalen Emotionen vertrieb. Welches die richtigen Klopfpunkte sein würden, konnte man mit einem komplizierten Test herausfinden. Man nutzte einen sogenannten Muskeltest aus der Applied Kinesiology, der in der Energetischen Psychologie als zweifelsfreier Test zum Auffinden von energetischen Blockaden verstanden wurde. Man ermittelte nun die am wirksamsten erscheinenden Behandlungspunkte

und beklopfte sie, während der Klient an sein Problem dachte. Wenn der Stress sich nicht recht zügig reduzierte, so lag dies an einer psychischen Umkehrung, einem Switching, einem energetischen Toxin oder an allen dreien, und Blockaden konnten nicht nur aufseiten des Klienten, sondern auch aufseiten des Behandlers vorhanden sein. Es konnte aber auch sein, dass der Klient eine Quarzuhr trug, der Raum, in dem das Ganze stattfand, ungünstige Energien hatte oder aber der Klient (oder Behandler) zu wenig Wasser getrunken hatte. Wichtig schien jedenfalls, genau die richtigen Akupunkturpunkte zu beklopfen. Jene Punkte, von denen schon die alten chinesischen Ärzte vor 5000 bis 6000 Jahren wussten, dass sie eine so heilsame Wirkung haben, und zwar auch auf die Gemütszustände – nicht nur der alten Chinesen. Wenn sich an dem zu behandelnden Thema nichts veränderte, waren, wie gesagt, meist eine psychische Umkehrung, ein Switching oder ein energetisches Toxin verantwortlich. Die psychische Umkehrung stellte im Grund eine Umkehrung des Energieflusses in dem betreffenden Meridian dar, wodurch der betroffene Mensch genau das Gegenteil von dem tat, was er eigentlich tun wollte. Umgekehrt eben. Ein Switching wurde als eine neurologische Desorganisation beschrieben, auch da war etwas verdreht. Energetische Toxine konnten im Grunde so ziemlich alle natürlichen und chemischen Stoffe sein, die man zu sich nahm, also Lebensmittel, oder aber die um einen herum waren, z. B. in der Kleidung, oder chemische Stoffe in Möbeln oder wo auch immer. Mittels Muskeltest konnte natürlich auch nun wieder zweifelsfrei ermittelt werden, woran die Stagnation lag. Auch konnte man wiederum zweifelsfrei und beweisend ermitteln, wo in der Vergangenheit das Problem seine Wurzeln hatte und welche Menschen gegebenenfalls an dem Zustandekommen des Problems beteiligt waren. Wenn der zu testende Klient sich aber aktiv an nichts von all dem mittels Ursprung-des-Problems-Suchtests Herausgefundenen (natürlich wieder via Muskeltest) erinnern konnte, so sprach das im Grunde nur umso mehr dafür, dass es sich um die wirklichen und wesentlichen Entstehungsbedingungen des Problems handelte. Eben völlig unbewusst.

Man machte nun also so seine Erfahrungen mit dem Klopfen und kam immer wieder in Situationen, in denen das einfache

> Klopfen von Akupunkturpunkten den vorhandenen Stress nicht weiter zu reduzieren vermochte. Nun war man verwirrt, hätte man doch nun entweder eine psychische Umkehrung, ein Switching oder ein energetisches Toxin eruieren müssen. Aber vielleicht war man auch selbst geswitcht oder der Klient, oder man selbst hatte einfach nur zu wenig Wasser getrunken. Oje, und nun würde ja dieser magische Muskeltest gemacht werden müssen, mit dem man eine oder mehrere Blockaden hätte zweifelsfrei eruieren können ...

Es wird mir hoffentlich verziehen, dass ich diesen Absatz genau so formuliert habe. Aber die Begegnung mit der Energetischen Psychologie hat bei vielen Anwendern tatsächlich eine innere Konfusion verursacht, was nicht zieldienlich dafür war, die Wirkmechanismen des Klopfens zu entschlüsseln. An dieser Verwirrung wollte ich Sie etwas teilhaben lassen. Leider fühlten sich die meisten Anwender mit dem Muskeltest nicht wirklich glücklich, hatten immer so ein Gefühl von chronischer Insuffizienz, ihn immer noch nicht hinreichend gut beherrschen zu können, was sich natürlich wieder schwächend auf den eigenen Energiehaushalt auswirkte. Alles in allem fühlte man sich, wenn das Klopfen gegen Stress und dysfunktionale Emotionen nicht half, selbst gestresst und dysfunktional.

Die eigenen Denkfähigkeiten waren mittlerweile aufgrund der verschiedenen Begrifflichkeiten und Erklärungsmodelle der Energetischen Psychologie, die ja allesamt nicht an das bestehende psychotherapeutische Wissen ankoppelten, heruntergefahren. Viele Anwender waren wie bereits erwähnt nur noch verwirrt. Zu sehr hatte man sich in die selbstreferenziellen Erklärungswelten der Energetischen Psychologie begeben. Die Erklärungen und Anwendungsbeispiele erinnerten tatsächlich an verschiedene hypnotherapeutische Interventionen, wie z. B. die Verwirrtechnik. Das eigentlich vorhandene Wissen war bei vielen Klopfanwendern zunächst nicht mehr so ohne Weiteres zugänglich.

Da man jedoch trotzdem immer wieder mit den Klopftechniken wirksam war, war es umso schwerer, sie infrage zu stellen. Denn nichts ist für eine erfolgreiche Weiterentwicklung einer Technik oder Methode hinderlicher als bereits vorhandener Erfolg. Wenngleich viele Anwender trotz beobachteter Wirksamkeit das Klopfen wieder ließen, da es sich nicht gut in ihre Arbeit integrieren ließ.

3. Die Säkularisierung der Klopftechniken und die Wiedereinschaltung des eigenen Gehirns

Irgendwann, als ich realisierte, wie viele ansonsten gut ausgebildete und erfahrene Kollegen die Erklärungen der Energetischen Psychologie nicht verstanden und die Klopftechniken nicht gut in ihre Arbeit integriert bekamen, stellte ich also nach und nach die Erklärungsmodelle, die Begrifflichkeiten, ja das gesamte Konzept der Energetischen Psychologie infrage. Ich untersuchte von nun an, welche Interventionstools wirklich wichtig waren und auf welche man getrost verzichten konnte. Wenn sich durch das Klopfen bei den Klienten nichts veränderte, beobachtete ich nun genau, woran es denn eigentlich lag, dass der Klient vom Klopfen der Körperpunkte nicht profitieren konnte, und stieß auf eine Reihe psychodynamisch-systemischer Blockaden, die ich als die Big-Five-Lösungsblockaden beschrieben habe (siehe S. 62 und Bohne 2020a). Ab diesem Zeitpunkt überprüfte ich gemeinsam mit meinen Workshopteilnehmern viele Interventionstools der Energetischen Psychologie auf ihre Nützlichkeit und Integrierbarkeit. Was keine Integrationstauglichkeit hatte, wurde über Bord geworfen. Somit ist die Weiterentwicklung der Energetischen Psychologie zur PEP im Grunde das Ergebnis einer kollektiven Intelligenzanstrengung. Nicht ich habe mir am Schreibtisch ausgedacht, was man ändern müsste, sondern ich habe einfach zugehört und beobachtet, was die Kollegen in den Workshops angemerkt haben, was sich gut vermitteln und integrieren ließ und was nicht, was notwendig ist und was überflüssig. Interaktive Methodenentwicklung durch Schwarmintelligenz sozusagen.

Zunächst flog natürlich der Muskeltest raus, da er für Ungeübte die bereits beschriebenen (Bohne 2020a) Unzulänglichkeiten und Gefahren beinhaltete und ohnehin nur ein binäres *Ja* oder *Nein* zutage förderte. Die Testsätze, die in Verbindung mit ihm häufig genutzt wurden, waren jedoch sehr interessante Probebohrungen in das Un- bzw. Vorbewusste, sodass ich mit ihnen als Basis den Kognitions-Kongruenz-Test (KKT) entwickelte, ein psychodiagnostisches Vorgehen zum Aufspüren vor- und unbewusster Anteile, die einer Lösung im Wege stehen, einen Ökocheck sozusagen (siehe S. 80).

Insgesamt wurde auch deutlich, dass es vielen energieorientierten Vertretern der Klopftechnik irgendwie wichtig zu sein scheint, dass das Klopfen nicht viel mit Psychotherapie zu tun habe und dass es sich aus ihrer Sicht um eine energetische Methode handele. Es fiel mir auch auf, dass einige Klopfanwender meine zunehmende Skepsis, ob es sich tatsächlich um energetische Wirkkomponenten handele, die am Werke sind, ablehnten, weil sie sie verunsicherte bzw. sie ihnen gar nicht so lieb war. Das Energetische fasziniert, nicht zuletzt, da die Themen Energie und erneuerbare Energien zwei Megathemen unserer Zeit sind. Die historischen Wurzeln der Energetischen Psychologie bis ins alte China hinein befriedigten bei vielen Anwendern ein Bedürfnis nach Verbundenheit mit den Vorfahren und gaben und geben Halt in einer immer komplexer und wurzelloser werdenden Zeit. Somit liegt es nah, dass sich die Energetische Psychologie für manche Anwender zu einer neuen, ganzheitlichen, quantenphysikalisch untermauerten und energiepolitisch korrekten Weltanschauung (ja teilweise Religion) entwickelte.

Deshalb wurde bislang wenig reflektiert, dass eigentlich viel mehr dafür spricht, dass es sich beim Klopfen und bei den Selbstakzeptanzaffirmationen um eine interessante und geschickte neuronale Stimulation der emotionsverarbeitenden Hirnareale bzw. eine Verstörung emotionaler Erregungsmuster durch eine Stimulation körperlicher, emotionaler und gedanklicher Netzwerke handelt. Aber vielleicht wirkt diese Erklärung ja auch einfach zu unromantisch oder zu säkularisiert. Mir war und ist es im Grunde egal, ob es nun die Balancierung der sogenannten Energiebahnen ist, die für die Wirkung verantwortlich ist, oder irgendeine raffinierte Kombination verschiedener neuronaler Stimuli. Es bleibt zu hoffen, dass die Psychotherapieforschung sich des Themas noch mehr annimmt, als dies bislang geschehen ist.

4. PEP – Von der Zusatztechnik zur Methode

In den Jahren 2009 bis 2018 erschien es mir wichtig, zu erwähnen, dass alle Klopftechniken inklusive PEP eher den Charakter einer Zusatztechnik haben und keine vollständigen Behandlungs*methoden* darstellen, da sie lediglich als Zusatztechnik zur Veränderung dysfunktionaler Emotionen, Kognitionen und Beziehungsmuster eingesetzt werden. An dem Punkt hat sich jedoch Einiges geändert. Immer mehr Absolventen der PEP-Fortbildung haben im Laufe der letzten Jahre darauf hingewiesen, dass sie PEP für weit mehr als eine Zusatztechnik halten. Gerade durch die Big-Five-Lösungsblockaden, den Kognitions-Kongruenz-Test (KKT) und das Selbstwerttraining haben viele Kolleginnen und Kollegen das Gefühl, mit PEP eine vollständige Methode an Bord zu haben.

Ich hatte mich initial um 2009 herum dazu entschieden, PEP als Zusatztechnik zu beschreiben, da ich PEP selbst damals als solche wahrgenommen habe. Und auch wenn ich sehr früh bemerkt habe, dass in PEP weit mehr Potenzial drinsteckt, habe ich die Bezeichnung Zusatztechnik auch gewählt aus Respekt und Wertschätzung vielen anderen umfassenden Psychotherapiemethoden gegenüber. Ich wollte auch nicht aussagen, dass man in nur neun Tagen eine umfassende Psychotherapiemethode erlernen könne, zumal ich selbst ja alle möglichen Fortbildungen in verschiedenen Psychotherapiemethoden besucht und genossen habe. Nun hat sich aber im Laufe der Zeit eben gezeigt, dass immer mehr Kursteilnehmer die Beobachtung gemacht haben, dass sie für die Behandlung vieler Störungen, wie Ängste, Depressionen, und Typ I Traumatisierungen, nicht mehr brauchten, als in PEP drinsteckt. Mehr, so die Teilnehmer, hatten ihnen die anderen Methoden auch nicht geboten, eher sogar weniger nach Einschätzung vieler Teilnehmer. Dies liegt vermutlich daran, dass PEP ja eine Kombination verschiedenster Ansätze darstellt. Für mich ist es eine Art psychotherapeutischer Brühwürfel.

Aus meiner Sicht braucht es bei besonderen Herausforderungen jedoch noch weit mehr als PEP, so z. B. im Bereich der Behandlung von komplexen Traumafolgestörungen und vor allem bei den Bindungsstörungen. Aber genau da reichten ja viele Ansätze, die sich ohne Probleme als Methoden beschreiben lassen, auch nicht aus. Somit würde ich heute sagen, dass PEP je nach Blickwinkel und je nach Anwendungsfeld von innovativer und hilfreicher Zusatztechnik bis hin zur eigenständigen Methode reicht. Um dies ohne Widerstand so sehen zu können, muss man sich mit dem Phänomen Komplexitätsreduktion und Simplicity (siehe auch Kapitel 6) beschäftigt haben. Wir kennen es ja aus unendlich vielen anderen Bereichen auch, dass ehemals langwierige und aufwendige Produkte und Methoden durch sogenannte disruptive Entwicklungen plötzlich viel einfacher und smarter daherkommen und weit besser wirken als alte Versionen. Die Zukunft wird zeigen, als was sich PEP im Feld etabliert und als was es sich in den Studien darstellt.

Bei der PEP werden ebenso psychodynamische wie systemische Hypothesenbildungen genutzt. Auch hypnotherapeutische Sprachmuster, trancetheoretische Wahrnehmungsanalysen und eine lösungsorientierte Zielformulierung und Grundhaltung kommen zur Anwendung. Nicht zuletzt zeigt sich in PEP nicht nur dann eine verhaltenstherapeutische Grundhaltung, wenn es um das Einüben neuer Verhaltens- und Wahrnehmungsweisen geht. Auch eine präzise Klärung von Anliegen und Auftrag und die genaue Analyse der therapeutischen Beziehung nach Steve de Shazer (Kunde, Klagender, Besucher) bleiben wesentlich und wichtig. Aber auch die Wahrnehmung und Analyse von Gegenübertragungsgefühlen oder die Analyse der ersten Begegnung zwischen Klient und Behandler gehören zu PEP. Die Grundlagen der Traumatherapie werden ebenso in der PEP berücksichtigt wie auch das, was eine gute therapeutische Beziehung eigentlich ausmacht. All das sind und bleiben natürlich wichtige Voraussetzungen.

In der Behandlung von komplex traumatisierten Patienten bleibt überdies all das wichtige und notwendige Wissen über fragmentierte Persönlichkeiten, dissoziative Phänomene und Sicherheitsvorkehrungen für die Behandlung dieser Menschen wichtig und sollte natürlich von den Anwendern beachtet werden. Gerade bei letzterer Klientel sollte man das Klopfen und PEP nur integrieren, wenn man auch mindestens eine traumatherapeutische Fortbildung absolviert bzw. Erfahrung in der Behandlung dieser Klientel hat (siehe auch das Kapitel »PEP als wirksame Bereicherung der Behandlung bei komplexen Traumafolgen« von Anke Nottelmann (2019) in *Synergien nutzen mit PEP*). PEP ist also bei komplexen Traumafolgen eine Zusatztechnik und muss von daher all die erwähnten Dinge voraussetzen. Genauso stellen EMDR (Eye Movement Desensitization and Reprocessing) oder EMI (Eye Movement Integration) Zusatztechniken dar. Deshalb sollten professionelle Klopfanwender ja auch (mindestens) eine beraterische oder therapeutische Ausbildung absolviert haben, bevor sie die Klopftechniken in die Arbeit mit Coachees, Klienten und Patienten integrieren. Für Menschen, die die Klopftechniken als emotionales Selbstmanagement nutzen möchten, trifft dies natürlich nicht zu. Sie können das Klopfen gut für sich nutzen, auch ohne eine therapeutische Ausbildung zu haben (siehe auch Bohne 2020b). Lediglich wenn sie allein nicht weiterkommen in der Selbstbehandlung oder sich ihre Symptome verschlimmern (was erfahrungsgemäß eher selten passiert), sollten sie je nach Thema einen erfahrenen Therapeuten oder Coach konsultieren.

5. *Stören Sie mich bitte nicht, ich behandle Sie gerade lege artis* – Prozessorientierte Grundhaltung

Ich erinnere mich an einen Ausbildungskandidaten eines psychotherapeutischen Ausbildungsinstituts, dem von seinem Ausbilder der Vorwurf gemacht wurde, er würde nicht *lege artis*, also nach den Regeln der Kunst, behandeln. Mit diesen Regeln waren jedoch ganz klar formulierte und vordefinierte Behandlungsabfolgen gemeint, die das Prozesshafte eines menschlichen Entwicklungsprozesses und die individuellen Eigendynamiken nicht zu berücksichtigen schienen. Auch beim EMDR und in vielen Behandlungsprotokollen der Energetischen Psychologie spiegelt sich der Wunsch nach klaren Protokollen und Standardisierbarkeit in der Psychotherapie wider. Ganz angelehnt an die evidenzbasierte Behandlung z. B. eines Patienten mit Hypertonie oder Diabetes in der Schulmedizin. Bei allen Vorteilen, die ein solches vorgeprägtes Handeln (vor allem für den Behandler) haben mag, besteht doch gerade in der psychotherapeutischen Behandlung die Gefahr, dass die Technik über die Beziehung gestellt wird und dass das Innenerleben des einzelnen Klienten unter dem Behandlungsprotokoll nicht hinreichend gewürdigt wird. Auch besteht die Gefahr, dass der Behandler auf eine mehr oder weniger subtile Art und Weise aus der Beziehung hinaustritt und, sich innerlich auf seine Behandlungsprotokolle fokussierend, in ein technisches *Be-handeln* fällt. Gerade Letzteres könnte bei Klienten mit Bindungsstörung alte Verlassenheitserlebnisse reaktivieren, was sich ungünstig auf den Rapport und die Bindungserfahrung innerhalb der therapeutischen Beziehung und somit auf das Vertrauen zum Therapeuten und die Übertragungsreaktionen niederschlagen könnte.

Bei der EDxTM und anderen Klopftechniken wird häufig mittels Muskeltest versucht, systematisch innere Blockaden aufzufinden. Dieses Vorgehen hat eine sehr technische Anmutung, nicht zuletzt, da häufig Dutzende bis Hunderte von Testsätzen standardisiert abgefragt und mittels Muskeltest überprüft werden. Dies hat natürlich Auswirkungen auf die Beziehungsgestaltung.

Die prozessorientierte Haltung in der PEP basiert auf Erkenntnissen prozessorientierten Arbeitens aus der systemischen Therapie, der Hypnotherapie und den (undogmatischen, wertschätzenden und die Autonomie des Klienten wahrenden) Aufstellungsverfahren.[7] Es erstaunt in der phänomenologisch-prozessorientierten Arbeitsweise der PEP immer wieder, wie wesentliches psychodynamisches Material in dem Prozess automatisch auftaucht und durch die verschiedenen Interventionsstrategien undogmatisch, spielerisch und kreativ bearbeitet werden kann. Die Nutzung des Big-Five-Lösungsblockaden-Tests, des KKT (Kognitions-Kongruenz-Tests) und der Analyse selbstwertreduzierender Glaubenssätze führt an die wesentlichen psychodynamischen Punkte heran, auch ohne dass eine zu technikorientierte diagnostische Checkliste abzuarbeiten wäre. Also auch die Diagnostik kann sich prozessorientiert gestalten lassen. Eine Lege-artis-Behandlung in der PEP wäre also eine Behandlung mit optimalem Rapport und eine Arbeit, die immer ganz am Anliegen des Klienten orientiert ist, wozu auch gehört, dass die unterschiedlichen Interventionstools der PEP ganz aus dem Prozess heraus, also *bedarfsorientiert*, angewandt werden.

7 Wenngleich es eine begriffliche und auch inhaltliche Nähe zur Prozessorientierten Psychologie nach Mindell geben mag, beziehe ich mich nicht auf sie. Die beiden Ansätze sind jedoch gut kompatibel.

6. Von der Unmöglichkeit, alles zu berücksichtigen: Komplexitätsreduktion und Simplicity[8] – Oder: die binokulare (zweiäugige) Brille

Die Psychotherapie kann mittlerweile auf eine ca. 120-jährige Entwicklungsgeschichte blicken. Wenn man sich bewusst macht, welches Wissen mittlerweile in dem Feld vorhanden ist und welche Komplexität dieses Wissen aufweist, wird relativ schnell klar, dass ein Einzelner allein dieses komplexe Wissen nicht mehr vollständig haben bzw. verstehen und nachvollziehen kann. Man kann sich dem Thema bzw. den Problemen der Klienten bzw. dem Rat und Hilfe suchenden Gegenüber aus den unterschiedlichsten Richtungen nähern. Da wären zunächst die unterschiedlichen psychoanalytischen Schulen (mit mehr oder weniger triebtheoretischen, objektbeziehungs- und selbstpsychologischen Schwerpunkten), man kann reflektieren, was Sigmund Freud, Carl Gustav Jung, Donald Winnicott, John Bowlby, Melanie Klein oder die französische Psychoanalyse mit z. B. Jacques Lacan dazu gesagt haben oder Otto Kernberg oder andere aus dem Feld. Man kann sich die gesamte kognitiv-behaviorale Verhaltenstherapie vor Augen führen und demgemäß seinen Klienten behandeln oder die Implikationen, die Klaus Grawe in seinem Buch *Neuropsychotherapie* (2004) beschrieben hat, berücksichtigen. Man kann aus der Sicht der humanistischen Psychologie, aus der Sicht der Gestalttherapie, der modernen Hypnotherapie, der modernen Traumatherapie oder aus der Sicht der systemischen Ansätze an die Sache herangehen. Man kann auf der Grundlage der Kybernetik 1. oder 2. Ordnung intervenieren, kann Niklas Luhmanns, Francisco Varelas oder Humberto Maturanas Erkenntnisse beachten und nutzen. Darüber hinaus gibt es viele Erkenntnisse aus der transgenerationalen Familientherapie und der Technik der Familien- und Strukturaufstellung, die wesentliche Bedeutung für eine aktuelle Problematik haben können. Man kann eine der verschiedenen bifokal-multisensorischen Interventionstechniken wie z. B. EMDR anwenden, und man kann bei alledem leicht vergessen, dass der zu behandelnde Klient ja auch noch einen Körper

8 Mehr zu dem Konzept Simplicity siehe unter Maeda (2007) und Weibel (2017).

besitzt, in dem es begründet sein kann, dass sich nichts oder wenig im psychotherapeutischen Prozess verändert.

Wer nun noch meint, all diese Ansätze gleichzeitig berücksichtigen zu können, ist entweder genial, oder er überschätzt sich einfach nur maßlos. Wir kommen also gar nicht umhin, eine Komplexitätsreduktion vorzunehmen. Das machen wir ohnehin implizit. Essenziell für einen guten Behandlungserfolg ist es nun jedoch, dass wir uns auf das Wesentliche konzentrieren und uns somit reduzieren. Der Hirnforscher Eric Kandel (2009) beschrieb in einem Interview: »Das ist der Kern der Wissenschaft: mit reduziertesten Versuchsanordnungen die komplexesten Fragen zu beantworten.«

Vielleicht sind wir jedoch im Bereich der Psychotherapie erst jetzt nach über 120-jähriger Erfahrung und mittlerweile breiter öffentlicher Anerkennung wirklich in der Lage, auch einfache und sozusagen simple (im Sinne von Simplicity) Interventionsstrategien als wirksam anerkennen zu können. Man hat nicht mehr so sehr den Druck, mit extrem komplexen Theorien der gesamten *scientific community* (und dem Rest der Welt) beweisen zu müssen, dass man auch eine Wissenschaft ist.

Weibel (2017, S. 19) zitiert mehrere Autoren, die beschrieben haben, dass mit zunehmender Informationsfülle Entscheidungen keineswegs besser würden. So habe Kahnemann *(Schnelles Denken, langsames Denken)* nachgewiesen, dass die schiere Informationsmenge zu inkonsistenten Aussagen führe. Weibel zitiert auch die Gebrüder Chip und Dan Heath, die den Begriff »der Fluch des Wissens« geprägt hätten. Gemeint ist immer wieder das Phänomen, dass mit zunehmender Informationsdichte das Wesentliche im Rauschen der Gesamtinformationen unterzugehen droht. Es geht laut Weibel um Mustererkennung, um Komplexität zu reduzieren. »Mustererkennung ist der fundamentale Baustein des Erkenntnisprozesses« (ebd., S. 37). Es geht also darum, Muster zu erkennen und selektiv wesentliche Informationen zu suchen und zu finden. Unbewusste Mustererkennung ist nach Weibel Intuition.

Die Reduktion auf das Wesentliche spielt ja auch in den Wissenschaften eine wesentliche Rolle, um Erkenntnisse zu generieren. Wenn man sich nun viele Psychotherapiemethoden anschaut, so eint sie, dass zunächst eine große Menge an Daten erhoben wird (Anamnese). Dies klingt ja zunächst auch sehr plausibel, naheliegend und überzeugend. Nicht umsonst gibt es den Leitspruch der Medizin: *Vor die Therapie haben die Götter die Diagnose gesetzt.* Aber warum gleich mit den Göttern drohen? Meine Beobachtung aus den Fortbildungskursen ist eine vielleicht nicht ganz andere, jedoch teils verstörende: Je mehr Informationen die Teilnehmer von einem Fall geschildert bekommen haben, in je mehr Geschichten aus dem Leben des Klienten sie eingestiegen sind, desto schwerer fiel es ihnen, sich auf die darunterliegenden Muster zu fokussieren, also den psycho- und systemdynamischen Programmiercode der Symptomatik zu erkennen. Man sieht sozusagen den Wald vor lauter Bäumen nicht. Komplett überrascht und umgehauen hat mich das Feedback von Seminarteilnehmern des Spezialkurses *Verdecktes Arbeiten mit PEP,* in dem ich vermittle, wie man, ohne Inhalte zu kennen, dezidiert psychotherapeutisch hilfreich sein kann, und dies auch und gerade bei hochkomplexen Themen. Diese Arbeitsweise ist hilfreich bei allen schambesetzten Themen, in der Traumatherapie und bei sprachlich nicht fass- oder erklärbaren und vorsprachlichen sowie hochkomplexen Themen. Viele Kollegen äußerten, dass sie erst in diesem Kurs PEP richtig verstanden hätten. Und dies sagten auch teilnehmende Kollegen, die bereits ein halbes Dutzend PEP-Kurse besucht hatten. Was war nun also anders als sonst? Ich exploriere bei dieser Arbeitsweise nicht die Narrative, die ein *Verstehen* auf Seiten des Therapeuten zum Ziel haben, sondern fokussiere nur auf belastende bzw. einschränkende Emotionen (teils ohne diese konkret zu benennen) und auf die einschränkenden Big-Five-Lösungsblockaden und dies, ohne dass klar wird, welche Selbstvorwürfe sich jemand macht bzw. welche Vorwürfe er welchen anderen Menschen genau macht, was er von wem erwartet bzw. zu wem konkret Loyalitäten im Leiden vorhanden sind.

Wir sind bei dieser Arbeitsweise sozusagen fokussiert auf den Gencode menschlichen Leidens, nämlich einschränkende und belastende Emotionen und die Big-Five-Lösungsblockaden. Und dadurch lässt sich psychotherapeutisch in recht kurzer Zeit Wesentliches verändern, trotz hoher Komplexität und großer Tiefe der Themen. Erstaunlich ist aber auch die Beobachtung, dass einige Kollegen sagten, sie seien total verunsichert und wüssten überhaupt nicht mehr, worum es ginge, es fehle ihnen somit eine innere Orientierung. Einige äußerten auch, dass ihnen die Arbeit so keine Freude mehr machen würde, u. a. da sie neugierig seien, welche Themen der Klient hat, und diese Neugierde nicht befriedigt werde.

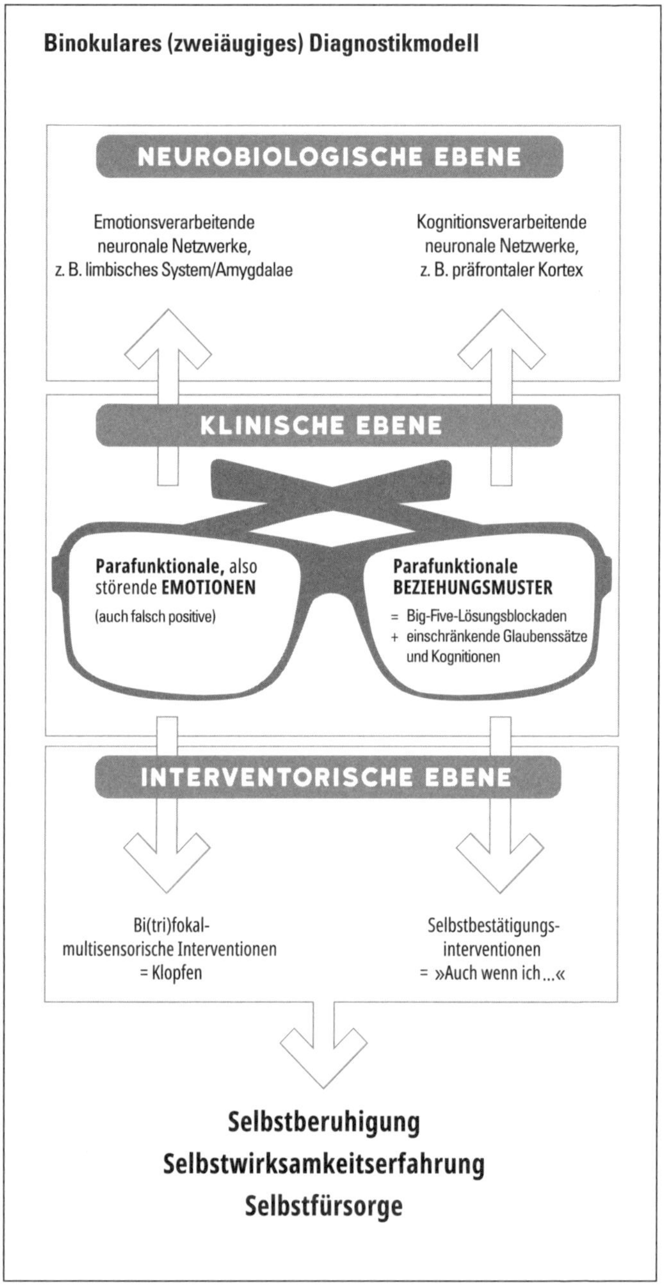

Abb. 1: Metamodell der PEP

Mich hat fasziniert, wie weit und tief man in der psychopathologischen Diagnostik und psychotherapeutischen Behandlung kommt, wenn man sich auf nur einige wenige, jedoch wesentliche diagnostische Tools und therapeutische Interventionen beschränkt. Diese habe ich in der PEP beschrieben, und sie sollen in diesem Buch vorgestellt werden. Dies hat in meiner praktischen Arbeit dazu geführt, dass ich konsequent die *binokulare diagnostische Brille* (siehe Abb. 1) nutze, um mich zu orientieren, auf welcher neuronalen Ebene das Problem steckt (limbisches System versus Frontalhirn). Die Big-Five-Lösungsblockaden (S. 62) und der Kognitions-Kongruenz-Test (KKT, S. 80) geben Auskunft über mögliche para-/dysfunktionale Beziehungsmuster bzw. über vor- bzw. unbewusstes Material, u. a. dys- bzw. parafunktionale Loyalitäten. Das Selbstwerttraining (S. 83) zeigt mögliche Selbstwertproblematiken auf und lässt sie überwinden. Diese diagnostischen Tools fördern im Übrigen auch genau das diagnostische Material zutage, das man in den unterschiedlichsten Psychotherapiemethoden ohnehin braucht.

Wir sprechen in der Psychotherapie häufig von Dysfunktionalität. Eigentlich müsste man von parafunktionalen, also daneben liegenden, Emotionen und Beziehungsmustern sprechen, da der Begriff dysfunktional eine latente Entwertung denjenigen Persönlichkeitsanteilen gegenüber innehat, die am Zustandekommen des Problems bzw. der Blockade beteiligt sind. Zu anderen Zeiten waren diese nun behindernden Emotionen und auch die entwicklungshemmenden Loyalitäten vermutlich sehr wohl funktional, nur eben jetzt nicht mehr. So hat ja z. B. das Phänomen der Dissoziation tatsächlich dysfunktionale Auswirkungen auf den Betroffenen im Hier und Jetzt. Die Fähigkeit zur Dissoziation hat einem aber in einer traumatischen Situation der Vergangenheit auch das seelische Überleben ermöglicht. Somit hat es etwas Despektierliches, von dysfunktional zu sprechen, da so die lebensgeschichtliche Bedeutung der jetzigen Symptomatik nicht gewürdigt wird.

Anhand der binokularen Brille (beim Draufschauen links die Emotionen und rechts die Kognitionen und Beziehungsmuster) kann die diagnostische Suche und therapeutische Intervention der PEP gut veranschaulicht werden (die Brille ist in der Tabelle mit zwei grauen Kästen angedeutet).

Hirnregion ▶	Emotionsverarbeitende neuronale Netzwerke (limbisches System – Amygdalae)	Kognitionsverarbeitende neuronale Netzwerke (dorsolateraler präfrontaler/orbitofrontaler Kortex)
	▼	▼
Klinischer Fokus	• **para-/dysfunktionale Emotionen** • Schmerz • psychosomatische Phänomene • Craving (auch para-/dysfunktional-euphorische Gefühle, wie z. B. beim Denken an Suchtstoffe oder suchtbesetzte Verhaltensweisen)	• **para-/dysfunktionale Beziehungsmuster:** • Selbstvorwürfe • Vorwürfe anderen gegenüber • Erwartungshaltung gegenüber anderen • Altersregression • para-/dysfunktionale Loyalitäten ... und ihre para-/dysfunktionalen Kognitionen
	▼	▼
Konkrete Intervention	• Klopfen, während der Klient mit dem Thema assoziiert ist • Körperübungen (z. B. Überkreuzübung oder Augenrollen)	• »Auch wenn ich ..., ich liebe und akzeptiere mich so, wie ich bin!« (Also eine der Selbststärkungsaffirmationen)
Qualität der Intervention	• archaisch/körperlich/vorsprachlich	• sprach-, werte-, (selbst)beziehungs- und kognitionsorientiert
Therapeutischer Effekt	• primäre Zuwendung • Selbstberührung • Reizkonfrontation	• phänomenologisches Anerkennen, dass es so ist • Sowohl-als-auch-Logik • Ambivalenztraining • u. v. w.
	Selbstberuhigungs-/Selbstwirksamkeitserfahrung	Selbstannahme/Selbstliebe/Selbstfürsorge

Therapeutische Beziehungen	basales Pacing auf körperlicher und rhythmischer Ebene • hohe stimmliche Varianz signalisiert dem Klienten auf vagaler Ebene, dass er in Sicherheit ist (siehe Porges 2010), dies kann man auch als stimmliches oder vokales Bonding beschreiben • Klopfen signalisiert Sicherheit, da es als eine Metapher für Spielen erlebt wird (siehe hierzu Porges 2010, S. 31) • Modell für Selbstberuhigung, da Therapeut mitklopft • das Mitklopfen stellt für den Therapeuten auch eine Prophylaxe gegen Burn-out und sekundäre Traumatisierungen dar • dysfunktionale Gegenübertragungsgefühle können mittels Klopfen reduziert werden	Modell für • Verbesserung der Selbstannahme und -liebe • Wertschätzung für das Symptom, die Leidensgeschichte, die Verstrickungen, die Blockaden • Ressourcen- und Lösungsfokussierung • Humor und Leichtigkeit

Tab. 1: Wirkorte und Interventionsstrategien

Egal auf welcher Seite man interveniert, handelt es sich insgesamt um:

- eine Selbstwirksamkeitserfahrung
- eine Maßnahme zur Verbesserung der Selbstbeziehung
- ein Selbstfürsorgetraining.

7. *Mögen Sie es maßgeschneidert oder lieber von der Stange?* – Prozessorientierte Intervention

Anhand der binokularen Brille und der Tabelle 1 wird deutlich, auf welche Art und Weise die therapeutischen Interventionen in der PEP erfolgen können und wie sich ein Teil ihrer Wirksamkeit erklären lässt. Auch hier sei nochmals erwähnt, dass sich diese Interventionen fließend und organisch in den sonstigen therapeutischen Prozess integrieren sollten. Hat ein Klient etwa eine starke emotionale Erregung, z. B. para-/dysfunktionale Angst, so wird er eingeladen, sich auf dieses Gefühl zu fokussieren und währenddessen die 16 Punkte der PEP (siehe S. 118) zu beklopfen, eine Zwischenentspannung (S. 121) zu absolvieren und wieder die 16 Punkte zu klopfen (dies wird in der Energetischen Psychologie auch *Sandwich* genannt). Vorher oder intermittierend kann man auch die Überkreuzübung (S. 111) durchführen. Nun wird man die Beobachtung machen können, dass sich die emotionale Arousal durch die Selbstbeklopfungsmaßnahme in meist wenigen Minuten reduzieren lässt. Ist dies nicht der Fall, so kann man eigentlich immer beobachten, dass, klinisch gesprochen, ein para-/dysfunktionales Beziehungsmuster (oder eine mit ihm in Verbindung stehende para-/dysfunktionale Kognition) vorhanden ist (siehe auch Big-Five-Lösungsblockaden, S. 62), was einer weiteren Stressreduktion im Wege steht. Neurobiologisch gesehen, könnte man auch sagen, eine Aktivierung innerhalb des dorsolateralen präfrontalen bzw. orbitofrontalen Kortex verhindert eine Downregulation des limbischen Systems.

Nun sollte, klinisch gesehen, auf der – von uns Betrachtern aus – rechten Seite der Brille interveniert werden. D. h., zunächst erfolgt eine Analyse, ob eine oder mehrere der Big-Five-Beziehungs- bzw. Lösungsblockaden vorhanden sind bzw. welcher Glaubenssatz den Prozess blockiert. Im Anschluss daran erfolgt eine Selbststärkungsübung, die dann explizit und minutiös diese psychodynamisch wirksame Blockade zum Inhalt hat. Liegt z. B. ein Selbstvorwurf vor und fühlt sich jemand in dem Moment kleiner, als er eigentlich in Wirklichkeit ist (Altersregression), folgen, ganz phänomenologisch, die Selbstakzeptanz- bzw. Selbststärkungsaffirmationen:

- »Auch wenn ich mir einen Vorwurf mache, liebe und akzeptiere ich mich so, wie ich bin.«
- »Auch wenn ich mich gerade kleiner fühle, als ich in Wirklichkeit bin, bleibe ich in Sicherheit und gehe meinen eigenen Weg.«

In einigen Fällen reicht die Selbstakzeptanzaffirmation bei Selbstvorwürfen und Vorwürfen anderen gegenüber nicht aus, und es kann eine weitere Intervention sinnvoll und notwendig werden, die um das Thema »Sich verzeihen« (im Falle eines Selbstvorwurfs) und »Die Verantwortung beim anderen lassen« (im Falle des Vorwurfs anderen gegenüber) kreist (siehe S. 73).

Die konkrete individuelle Gestaltung der Selbstakzeptanz- bzw. Selbststärkungsaffirmationen ist prozessabhängig und kann sehr variieren, je nachdem, was für den Klienten stimmig und aussprechbar ist (mehr dazu später).

Selbststärkung: Während wir in der PEP in den Jahren bis ca. 2016 eigentlich ausschließlich mit *Selbstakzeptanz*übungen gearbeitet haben und mit der Verdünnungstechnik (siehe später), hat sich durch die PEP-Anwenderin und Psychotherapieentwicklerin Gabriela von Witzleben eine Anregung ergeben. Gabriela von Witzleben[9] war aufgefallen, dass es immer wieder Klienten gab, die zwar sagen konnten »Ich liebe und akzeptiere mich so, wie ich bin«, die jedoch den Sinn dieser Aussage nicht erkannten, bzw. denen diese Formulierung redundant oder unstimmig vorkam. Diese Menschen profitierten jedoch sehr, wenn sie ein nach von Witzleben anderes Kernbedürfnis in einer Affirmation bestätigt sahen, z. B. das Bedürfnis nach Sicherheit/Überblick/Orientierung (»..., bleibe ich in Sicherheit/behalte ich den Überblick«) oder nach Autonomie (»..., bestimme ich, was gut für mich ist/gehe ich meinen ganz eigenen Weg/nehme ich mir den Raum, den ich brauche«). Diese Anregung hat mich in der klinischen Arbeit überzeugt und hat die selbstbezüglichen Ich-Aussagen um viele Facetten bereichert. Da es bei den neuen Formulierungen nun aber nicht um Selbstakzeptanz ging, musste ein neuer Begriff her. Mir erschien der

9 Siehe auch: von Witzleben (2019).

> Begriff *Selbstbestätigung* am passendsten, sodass ich ihn bis 2021 nutzte, ganz zufrieden war ich mit dem Begriff jedoch nie. Somit hat er sich nochmals gewandelt in *Selbststärkung,* da Selbststärkung am ehesten den Benefit dieser Intervention beschreibt.

Alles in allem kann man sagen, dass es sich bei der Selbstakzeptanzübung aus systemischer Sicht um eine *Sowohl-als-auch-Logik* handelt, aus psychodynamischer Sicht stellt sie eine Art *Ambivalenzfähigkeitstraining* dar, aus Sicht der analytischen Psychologie nach C. G. Jung ist es eine *Integration des Schattenthemas.* Diese Intervention kann auch als eine *Reintegration eines ausgeblendeten Themas, eines unliebsamen Persönlichkeitsanteils* oder als *Maßnahme zur Auflösung von Abspaltungs- und Dissoziationsprozessen* beschrieben werden. Aus phänomenologischer Sicht handelt es sich um ein schlichtes *Anerkennen, dass es so ist,* eine Würdigung des *Soseins.* Auf der Ebene der Selbstbeziehung kann diese Affirmation dazu beitragen, den *Kampf gegen sich selbst zu beenden* und in einen *Prozess des Friedens mit sich selbst einzutreten.* Bindungstheoretisch gesehen bzw. aus Sicht der Transaktionsanalyse, könnte man diese Intervention auch als eine Art *Selbst-Beelterungs-Übung* verstehen. Aus Sicht der der dritten Welle der Verhaltenstherapie geht es um *Commitment und Acceptance.* Ganz allgemein gesprochen, handelt es sich um eine Maßnahme zur *Verbesserung der Selbstbeziehung.* Es ist ferner ein Modell für *Selbstfürsorge* und *Achtsamkeit.*

> Nicht zuletzt handelt es sich um ein Heilungsritual. Aus Sicht der Hirnforschung kann das Aussprechen einer positiven Affirmation auch als Verhaltenspriming verstanden werden. Das Aussprechen von positiven und mitfühlenden Worten oder Sätzen führt zu einer höheren Wahrscheinlichkeit, dass auch positives und mitfühlendes Verhalten praktiziert werden. Dies passiert u. a., da im Gehirn die Schreib- und Lesevorgänge nicht unabhängig voneinander funktionieren. Der Abruf einer Erinnerung kann deren Inhalt verändern (Buonomano 2012, S. 51–59).

Wenn nun also nach der Selbststärkungsintervention der subjektive Stress weiter sinkt (oder wenn man das Gefühl hat, dass sich durch die Selbststärkungsübung etwas verändert hat), kann es sinnvoll sein, nochmals die 16 Punkte zu klopfen oder, wenn weitere Hinweise auf para-/dysfunktionale Kognitionen und Beziehungsmuster auftauchen, weiterhin auf der Ebene der Selbststärkung zu arbeiten.

Ist ein Klient emotional so erregt, dass er z. B. nicht mehr sprechen kann oder er als Notausgang aus dem belastenden emotionalen Erleben zu dissoziieren beginnt, dann sollte man zunächst keine Selbststärkungsübung durchführen, da diese ja auf den (präfrontalen) Kortex und das Sprachzentrum zielt, sondern einige Klopfdurchgänge durchführen (da diese ja auf das limbische System zielen). In einer solchen Situation zu versuchen, Klienten mit Sprache erreichen zu wollen, ist im Grunde müßig. Der Hirnforscher Gerald Hüther hat einmal auf einer Tagung salopp formuliert, dass Menschen in extremen emotionalen Ausnahmesituationen großhirntechnisch gesehen sozusagen funktionell (!) *enthirnt* seien. Hierbei handelt es sich vielleicht um eine etwas krasse Beschreibung, dafür ist sie recht plastisch und spiegelt das wider, was man in der Arbeit mit Menschen, die unter erheblicher emotionaler Arousal stehen, erlebt. Genauso wenig ergibt es Sinn, bei jemandem, der emotional ganz ruhig ist und der zweifelsfreien Überzeugung anhängt, für irgendetwas zu schlecht zu sein oder bei irgendetwas keine Chance zu haben, einfach nur die Körperpunkte zu klopfen (es sei denn, dahinter verbirgt sich ein z. B. depressiver Affekt). Bei diesem Menschen sollte man zunächst mit der Selbststärkungsübung intervenieren (und den möglichen depressiven Affekt wiederum *beklopfen*).

Beide neurobiologischen Seiten der binokularen Brille beeinflussen sich natürlich kontinuierlich und gegenseitig. Para-/dysfunktionale Gedanken verursachen para-/dysfunktionale Emotionen und umgekehrt. Sich jedoch in einer wirklichen emotionalen Erregungssituation, wie z. B. einer ausgeprägten Angst, mittels Großhirnrinde selbst helfen zu wollen oder sich helfen zu lassen, erscheint wenig erfolgversprechend. Wer hat nicht schon die Erfahrung gemacht, dass man sich in Angstsituationen sagt, dass man keine Angst zu haben brauche – und? Hat es geholfen?

Wichtig ist in solch einer Situation aber sicherlich die Begegnung mit einem wohlwollenden und Sicherheit vermittelnden, haltenden Gegenüber. Beziehung heilt eben, auch ohne Sprache. Deshalb bleibt die Beziehungsorientierung in der PEP ein wesentlicher Baustein der Beziehungsgestaltung, der Diagnostik und der Behandlung. »Die beste Arznei für den Menschen ist der Mensch. Der höchste Grad von Arznei ist die Liebe« (Paracelsus).

An dieser Stelle sei darauf hingewiesen, dass ich den ja eigentlich schönen Begriff BMSI, also bifokal-multisensorische Intervention, für überholt halte. Dies hat vor allem mit der Arbeit von Stephen Porges zu tun. Porges hat ja in seiner Polyvagaltheorie beschrieben, dass wir einen schnellen ventralen (also bauchseitigen) und einen langsamen dorsalen (also rückenseitigen) Vagus haben. Der ventrale Vagus (10. Hirnnerv), der sehr stark mit den anderen elf Hirnnerven in Verbindung steht, ist auch die neuronale Struktur, die durch Face-to-Face-Kommunikation und dadurch durch eine *Immobilisation ohne Furcht* nach Porges das sogenannte System Sozialen Engagements (SSE) aktiviert. Dieses System produziert ein Gefühl von Sicherheit in der Bindung. Somit aktiviert eine gute Face-to-Face-Kommunikation zwischen dem an irgendetwas leidenden Klienten und dem zuversichtlich und wohlwollend schauenden Therapeuten das sicherheitsspendende System Sozialen Engagements. Die Wahrnehmung des Klienten erfolgt also nach Porges nicht top-down, also verstehend von der Großhirnrinde kommend in den Gesamtkörper, sondern mittels *Neurozeption,* also bottom-up über die zwölf Hirnnerven in die Großhirnrinde einwirkend. Die Nutzung einer entspannten und Sicherheit ausstrahlenden Stimme habe ich somit als vokales Bonding bezeichnet, und die Einladung an den Klienten, wenn es extrem turbulent und belastend für ihn wird, meinen Augenkontakt zu suchen, als visuelles Bonding, also ein Halten (Bonding) durch Stimme und Blick. Da diese Form der Zuwendung einen ganz zentralen Punkt in der Psychotherapie darstellt und über diesen Aspekt auch die Heilungserwartung des Klienten erhöht werden dürfte, würde ich mittlerweile von TMSI (trifokal-multisensorischen Interventionen) sprechen wollen. Das belastende Erleben der Vergangenheit, die Hier-und-Jetzt-Erfahrung durch das Klopfen und die gute, Halt und Sicherheit spendende Face-to-Face-Kommunikation mit dem Therapeuten – all dies führt vermutlich zu einer Neuorganisation der aufgerufenen Gedächtnisinhalte.

Interessant ist es auch, wenn Klienten starke para-/dysfunktionale, entwertende oder irrationale Kernüberzeugungen, also Kognitionen von sich haben und dann die 16 Punkte klopfen. Man kann dann immer wieder beobachten, wie es durch eine Senkung der emotionalen Aktiviertheit (durch Klopfen) zu einer spontanen kognitiven Umstrukturierung kommen kann. Der abnehmende Affektdruck vonseiten des limbischen Systems auf den (dorsolateralen präfrontalen und orbitofrontalen) Kortex scheint zu einer besseren und freieren Nutzung der vorhandenen Ressourcen und somit zu einer realistischeren Sicht auf die Situation und die eigene Person zu führen. Ganz nach dem Motto: »Habe ich keine Angst mehr, halte ich die Welt auch nicht mehr für so gefährlich. Fühle ich keine Minderwertigkeitsgefühle mehr, bin ich nicht mehr abgeneigt, mich selbst auch für wertvoll zu halten.«

Das, was die Hirnforschung heutzutage zur Macht des emotionalen Gehirns formuliert, hat übrigens der Psychiater Luc Ciompi bereits 20 bis 30 Jahre zuvor in seiner *Affektlogik* (Ciompi 1982) und in *Die emotionalen Grundlagen des Denkens* (Ciompi 1997) beschrieben. Die Sichtweise Ciompis erklärt gut, warum es sinnvoll ist, ganz nah am psychodynamischen Prozess orientiert zu intervenieren.

> Also: Bei para-/dysfunktionalen Emotionen sollte man klopfen und bei para-/dysfunktionalen Beziehungsmustern und Kognitionen die Selbststärkungsübung machen (und gegebenenfalls die »Verzeihübung« bzw. die Übung »Verantwortung beim anderen belassen«). Diese Intervention kann in das ganz normale therapeutische Gespräch, egal an welchen Methoden orientiert, integriert werden.

Sollte ein Klient im Falle der Selbstakzeptanzaffirmation den zweiten Teil des Satzes nicht aussprechen können, da er sich für ihn nicht stimmig anfühlt, er vielleicht auch äußert, dass er sich ja gerade nicht so, wie er ist, lieben und akzeptieren könne, kann eine quasi hypnotherapeutische Verdünnungstechnik angewandt werden. Darüber hinaus ergibt es Sinn, zu besprechen, dass es wenig sinnvoll erscheint, sich selbst abzulehnen. Ich frage Klienten dann oft, ob es ihnen guttut, sich – bei dem Problem, das sie haben – nun auch noch selbst abzulehnen. Nicht selten wird Klienten dadurch klar, wie wenig sinnvoll es ist, sich selbst abzulehnen. Klienten mit einer ausgeprägteren Selbstwertproblematik werden jedoch durch eine solche einsichtsorientierte Herangehensweise meist nicht erreicht. Dann sollte der Satz etwas verdünnt werden. Hier beschreibe ich dann zunächst, dass es dennoch sinnvoll und heilsam sein kann, sich zumindest ein wenig Selbstakzeptanz zukommen zu lassen, und dass wir gute Erfahrungen damit gemacht haben, die Selbstakzeptanzaffirmation etwas zu verdünnen. Man kann dann z. B. folgende Formulierungen ausprobieren:

»Auch wenn ich …,

- beginne ich nun allmählich …«
- möchte ich mich …«
- bin ich dennoch ein Mensch!«
- gehöre ich dennoch zur Gemeinschaft der Menschen dazu!«
- gelten auch für mich die Menschenrechtskonventionen der Vereinten Nationen!«
- gefällt mir die Idee, prüfen zu dürfen, ob es nicht doch heilsam für mich wäre, mich ein wenig zu achten und schätzen, so wie ich bin.«
- etc.

Sollte eine der Verdünnungsvarianten sich für den Klienten stimmig anfühlen (was eigentlich meist der Fall ist), so kann man im Prozess auch versuchen, allmählich diese Verdünnung aufzugeben. Dieses Vorgehen gibt fortlaufend Auskunft über die Güte der Selbstbeziehung und ist somit auch von diagnostischer Bedeutung. Es kann allerdings auch sein, dass die Formulierung »… liebe und akzeptiere ich mich so, wie ich bin« einfach nur nicht passend ist; dann empfiehlt es sich, eine andere selbststärkende Formulierung zu wählen, wie z. B. »… achte und schätze ich mich so, wie ich bin«, »… bleibe ich in Sicherheit/behalte ich den Überblick, … bestimme ich, was gut für mich ist/gehe ich meinen ganz eigenen Weg/nehme ich mir den Raum, den ich brauche.«

8. *Nehmen Sie Haltung an – oder doch lieber lockern?* Auch die innere Haltung des Therapeuten und Coachs prägt den Prozess

An dieser Stelle ist es vielleicht angebracht, auf innere (auch therapeutische) Haltungen einzugehen, da sie erhebliche Auswirkungen auf unser Handeln, unsere weitere Hypothesenbildung und letztlich auf die bezüglich unserer Klienten von uns vermutete Prognose haben.

Es macht natürlich einen riesigen Unterschied, ob man Menschen, die unter psychischen Belastungen leiden oder die Belastendes erlebt haben, mit einem gewissen Betroffenheitsgestus begegnet, vor lauter Empathie die Grenze zwischen ihnen und sich selbst verliert, so unweigerlich in eine Problemtrance eintaucht und somit Gefahr läuft, nicht mehr hilfreich zu sein, oder ob man auch bei diesen Menschen trotz aller notwendigen Empathie auch die unabdingbare Abgrenzung hinbekommt und bei aller Würdigung des Problems und der vielleicht vorhandenen Schwere auf die existierenden Ressourcen, Stärken, Fähigkeiten und auf den Wunsch auch dieser Menschen nach Leichtigkeit und Humor fokussiert. Jeffrey Zeig, einer der Schüler Milton Ericksons, hat einmal auf einer Fortbildung sehr anschaulich illustriert, dass die Haltung des Therapeuten eine Tranceinduktion für den Klienten darstellt. Wir vermitteln also auch mit unseren nicht explizit kommunizierten inneren Haltungen, Vermutungen und prognostischen Einschätzungen subtile Botschaften, die auf Klienten, gerade weil sie nicht explizit sind, auf unbewusster Ebene suggestiv wirken können.

Aus der Placeboforschung wissen wir, dass ein wesentlicher Wirkfaktor des Placebos, also der Aktivierung autosuggestiver Heilungsbilder, die Aktivierung positiver Heilungserwartungen aufseiten des Patienten/Klienten ist. Unser therapeutisches Tun und unsere Haltung sollten also die positive Heilungserwartung unserer Klienten aktivieren. Darin liegt auch ein wesentlicher Faktor psychotherapeutischer Wirksamkeit. Wie stark die positive Heilungserwartung z. B. im Bereich der Depressionen wirksam ist, zeigt ja auch die Placeboforschung im Bereich der Antidepressiva. Das Placebo ist sowohl bei leichten als auch mittelgradigen und selbst bei schweren Depressionen genauso wirksam wie das sogenannte Verum. Dies zeigt sich allerdings nur, wenn man, wie Irving Kirsch (2017) dies getan hat, auch die unveröffentlichten Studien mitberücksichtigt[10]. Die Überzeugtheit des verschreibenden Arztes, der gesamten Psychiatrie, hat solch starke überzeugende Auswirkungen auf den Patienten, dass es völlig egal ist, ob sich irgendein Wirkstoff in der Pille befindet oder nicht. Man sollte übrigens nur dort von Placebowirkung sprechen, wo es um Pharmaforschung geht. Der bislang auch in der Psychotherapie als Placebo benannte Wirkfaktor sollte besser als *Sanaboeffekt* beschrieben werden. Dies hat der Schweizer Arzt und Hypnotherapeut Hans Wehrli vorgeschlagen. Placebo bedeutet *Ich werde gefallen,* kommt also aus Sicht des Präparates daher, und jeder Mensch weiß, dass in einem Placebo nichts drin ist. Es wäre also wenig wertschätzend für die Psychotherapie, wenn man aussagen würde, dass in ihr nichts drin sei und sie über einen *Ich-werde-euch-gefallen-Modus* wirksam ist. *Sanabo* kommt von *sanare,* mit der Endung -bo bedeutet es *Ich werde heilen.* Dies beschreibt also genau den Aspekt, der bei Placebos wirksam ist.

Spätestens hier wird deutlich, dass PEP niemals gleich PEP sein kann, sondern immer so ist, wie es jemand in seinen ganz persönlichen Behandlungsstil und seinen ganz eigenen Methoden- und Haltungsmix integriert. Und dies ist ja auch gut so. Geht es doch in Therapie und Coaching immer auch darum, seinen ganz eigenen Weg zu finden. Therapeuten sind unglaubwürdig, wenn sie vorgeben, Klienten in ihrer Individuation unterstützen zu wollen, selbst aber keine wirkliche Individuation durchlebt haben und *nur* das präsentieren, was evidenzbasiert und Common Sense ist.

Ich möchte dazu einladen, PEP als zusätzliches Interventionswerkzeug zu betrachten und neugierig zu sein, inwiefern es sich in die Arbeit integrieren lässt. Wobei anzumerken ist, dass das Wort »Interventionswerkzeug« technischer klingt, als die Integration von PEP gewünscht, gemeint und möglich ist. Das lässt sich auch gut in dem Buch *Synergien nutzen mit PEP* (Bohne u. Ebersberger 2019) erkennen. Sollte jemand PEP als hinreichende Methode für seinen Arbeitsbereich erleben, was durchaus möglich ist, so wäre dies auch vollkommen okay.

---

10 Siehe hierzu auch das Interview mit dem Wissenschaftler Michael P. Hengartner unter https://www.heise.de/tp/features/Bei-rund-90-wirken-Antidepressiva-nicht-besser-als-Placebo-4005704.html?seite=all [10.11.2020].

9. *Lösungsmittel für rigide Über-Ich-Strukturen und Bedeutsamkeitseskalationen* – Humor und Leichtigkeit

Eine Klientin äußerte einmal, dass sie immer wieder auf Psychotherapeuten getroffen sei, die ihr wie Betroffenheits- und Bedeutsamkeitsapostel vorkamen. Eine subdepressive Stimmungslage, eine große Bedeutsamkeit in allen Äußerungen und eine sich selbst und das Leiden etwas zu ernst nehmende Grundhaltung dieser Therapeuten machten es ihr schwer, sich von ihrer eigenen belastenden Kindheit zu distanzieren und sich auf eine positive Zukunft zu fokussieren. Aus hypnotherapeutischer Sicht könnte man übersetzen, dass sie sich wie in eine Problemtrance versetzt fühlte. Wenn Therapie zu problemorientiert und zu wenig lösungsorientiert ist, dann zeigen sich natürlich auch vermehrt sogenannte Widerstandsphänomene, bzw. die Klienten profitieren nicht so schnell, wie wenn man sehr früh und konsequent auf vorhandene Ressourcen fokussiert.

Aus meiner Beobachtung sind Klienten oft geradezu dankbar, wenn man trotz der teils schlimmen und belastenden Vergangenheit, die sie erlebt haben, einer gewissen Leichtigkeit und einem wertschätzenden Humor in der Behandlung Raum gibt. Grundvoraussetzung hierfür ist natürlich zunächst die Würdigung des Leids. Aber Würdigung des Leids heißt nicht, sich vom Leid hypnotisieren zu lassen. Auch kann ein Zuviel an Empathie dazu führen, dass der Therapeut nicht mehr hilfreich ist, da er zu assoziiert ist mit dem Klienten und schlussendlich in das System hineingekippt ist. Zur Gefahr einer sekundären Traumatisierung siehe weiter unten (S. 104).

Die Psychotherapieforschung geht ja davon aus, dass es aus hypnotherapeutischer Sicht eine *Bestätigung* von Ressourcen ist, wenn man humorvoll mit einem Klienten an seinen Themen arbeitet. Wobei mit Humor natürlich kein Humor auf Kosten des Klienten gemeint ist, sondern wertschätzender Humor. Hierbei ist der gute therapeutische Draht eine wesentliche Basis, wie schon der Altmeister des therapeutischen Humors, Frank Farelly (Farelly u. Brandsma 1986), beschrieben hat. Ein Klient, der einen Therapeuten als Gegenüber erlebt, der sich auf Ressourcen fokussiert, der Raum für Humor und Leichtigkeit lässt, kann sich als ebenbürtiges Gegenüber erleben, als trotz alledem wertvolle Person, und wird nicht auf seine Krankenrolle reduziert. Einem Klienten Humor vorzuenthalten, kann von ihm auch als Stigmatisierung erlebt werden. Humor ermöglicht eine Distanzierung vom Belastenden, was aus therapeutischer Sicht wiederum wirksam ist. Auch die liebevolle und wertschätzende Provokation impliziert ja, dass der andere das aushalten wird, fokussiert also wiederum auf vorhandene Ressourcen. Übrigens beinhaltet die Haltung mancher Psychotherapeuten, man müsse Ressourcen erst mühsam aufbauen, die These, dass keine Ressourcen bei den Klienten vorhanden seien, was aus hypnotherapeutischer Sicht wiederum fatal ist, da dies eine Tranceinduktion in Richtung »Du hast keine Ressourcen« ist. Eine humorvolle Grundhaltung hingegen unterstellt jede Menge Ressourcen. Natürlich geht all dies erst, wenn das Leid gewürdigt und eine gute therapeutische Beziehung hergestellt ist. Der Experte für Humor in der Psychotherapie, Peter Hain (2001, S. 152), beschreibt, dass das therapeutische Potenzial humorvoller Interventionen von vielen therapeutischen Altmeistern unterstrichen wird. Vor allem die Möglichkeit zum spontanen Perspektivwechsel und die Verwandlung von Tragödien in Komödien, die auf spielerische, humorvolle und doch akzeptierende Weise existenzielle Widersprüche zum Ausdruck bringen, werden erwähnt. Vielleicht muss man sich als Therapeut selbst fragen, was für ein Gegenüber man sich wünscht, wenn man selbst mal in einer seelischen Krise festsitzt oder man Probleme hat, die sich nicht so leicht lösen lassen. Mir persönlich hat es jedenfalls immer sehr gutgetan, in solchen Situationen einem Menschen zu begegnen, der auch humorfähig ist.

10. *Der Körper ist die Bühne für Gefühle* – Verstörung para-/dysfunktionaler Emotionen durch Selbstbeklopfen von Körperpunkten

Gemäß der Aussage des Neurobiologen Antonio Damasio, dass der Körper als die Bühne der Gefühle betrachtet werden kann, kann man die Klopftechniken auch als *Gefühlsverstörungstechnik* beschreiben, da sie auf der Schnittstelle der Emotionen zur Außenwelt, dem Körper also, verstörende Stimuli setzen und somit afferente (also zum zentralen Nervensystem hinziehende) Impulse verursachen, die das körperlich-emotionale Erleben verändern. Die Hirnforschung hat gezeigt, dass die unterschiedlichen neuronalen Netzwerke für sinnliche Wahrnehmung, für Motorik, für Affekte und für Gedanken miteinander neurobiologisch verbunden sind, dass also eine funktionelle Koppelung besteht (siehe Hüther 2006, S. 92 f.). Spannend wird diese Erkenntnis vor allem dann, wenn man bedenkt, dass man bei den Klopftechniken in sehr schneller Aufeinanderfolge verschiedene sensorische Stimuli setzt, sozusagen eine *multiple neuronale Stimulation* betreibt, also summt, zählt, summt, Augenbewegungen initiiert, selbstbeziehungsverbessernde Affirmationen ausspricht, bestimmte Körperpunkte beklopft oder Reflexpunkte reibt, dies alles, während man sich mit seinem belastenden, Stress verursachenden Thema assoziiert, man also eine Reizkonfrontation betreibt. Das Klopfen stellt ein motorisch-sensorisches Aktivierungsmuster dar, welches genau in dem Moment ausgelöst wird, in dem im limbischen System ein emotional belastendes Thema aktiviert wird.

> »Deshalb hat jede Veränderung des Aktivierungsmusters auf einer dieser Ebenen – im Falle des Embodiments ist dies die Veränderung der Ebene des motorischen Musters – automatisch entsprechende Auswirkungen auf die in anderen Bereichen generierten Aktivierungsmuster, auf die sinnliche Wahrnehmung, die Affekte oder die Gedanken« (Hüther 2006, S. 92–93).

Der Klient assoziiert sich beim Klopfen zunächst mit dem emotional belastenden Thema, und der Stress wird in diesem Moment bewusst wahrgenommen. Deshalb werden die Klopftechniken eben auch als bifokal-multisensorische Interventionsstrategien bezeichnet. Was bei einem Menschen, der in emotionalen und somit auch physiologischen Stress gerät, passiert, beschreibt Hüther (ebd., S. 79) wie folgt:

> »Jetzt wird es Zeit, zu handeln und das Problem zu lösen. Fällt der Lösungsversuch, der in dieser Situation gefunden wurde, deutlich besser aus, als man es aufgrund eigener Vorerfahrungen erwartet hatte, so wird im Gehirn das Belohnungssystem aktiviert. Die damit einhergehende vermehrte Freisetzung des Signalstoffes Dopamin hat eine stabilisierende Wirkung auf diejenigen neuronalen Verschaltungsmuster, die an der erfolgreichen Lösung des betreffenden Problems beteiligt waren.«

Wenn der »Lösungsversuch« die ungewöhnliche Erfahrung war, dass das Sich-selbst-Beklopfen Stress reduziert, dann hätte das Gehirn diese Stressreduktionsmaßnahme als »erfolgreiche Lösung« abgespeichert und würde in späteren Stress verursachenden Situationen auf diesen Lösungsmodus zurückgreifen können. Diese Überlegungen passen zu der Beobachtung, die man machen kann, wenn Menschen, die zum ersten Mal klopfen, gleich eine sehr deutliche Stressreduktion erleben. Bei diesen Menschen speichert sich das Klopfen meist als effizientes emotionales Selbstmanagement gut ab. Als Ausbilder kann man auch immer wieder die Beobachtung machen, dass die Fortbildungsteilnehmer, die eine sehr gute erste Erfahrung mit dem Klopfen gemacht haben, das Klopfen viel eher in der eigenen Praxis anwenden und viel schneller davon überzeugt sind, dass es auch bei ihrer Klientel hilfreich sein würde. Erkenntnis bleibt eben erfahrungsabhängig.

Martin Grunwald, Inhaber des Lehrstuhls für Biologische und Klinische Psychologie der FSU Jena, forscht zum Thema Tastsinn und beschäftigt sich von daher auch mit dem Phänomen der Selbstberührung. Er beschreibt eine spannende Beobachtung (zit. nach Bergmann 2008):

> »Probanden sollten Muster ertasten und sich das Ergebnis einprägen. Dabei wurden sie durch eine verstörende Geräuschkulisse aus Schreien und Schüssen irritiert. Am EEG war abzulesen, dass der Stress stieg und das Gehirn vollständig mit der Verarbeitung der aggressiven Töne ausgelastet war. Bis die armen Probanden sich unwillkürlich ins Gesicht fassten oder durchs Haar fuhren – in diesem Moment nahm der Stress signifikant ab und die Konzentration zu. Ein flüchtiger Hautkontakt nur, aber mit frappierenden Folgen.«

Auch diese Beobachtung spricht für die Möglichkeit einer Beeinflussung innerer emotionaler Prozesse durch die Aktivierung von motorischen und sensorischen Netzwerken oder, einfach ausgedrückt, dadurch, dass man sich selbst berührt.

Aber sind nun die Akupunkturpunkte dafür wirklich wichtig? Eine Studie von Waite und Holder (2003) hat gezeigt, dass zufällig geklopfte Körperpunkte am Arm und das Beklopfen von Akupunkturpunkten auf einer Puppe wirksamer waren als das Klopfen der »richtigen« EFT-Punkte. Natürlich kann man zu bedenken geben, dass ja an den Fingerkuppen wesentliche Anfangs- und Endpunkte der Meridiane, also aus der Sicht der Energetischen Psychologie hochwirksame Akupunkturpunkte, liegen, die beim Beklopfen irgendwelcher Körperpunkte oder der Akupunkturpunkte auf einer Puppe trotzdem stimuliert werden. Darüber hinaus hat man durch ein solches Klopfen ja an den Fingerkuppen massive haptische Stimulationen in sehr gut mit dem Gehirn vernetzten Hautarealen initiiert. Dies erklärt jedoch nicht, warum gerade die Gruppe, die die richtigen Akupunkturpunkte beklopft hatte, innerhalb der Klopfgruppen am wenigsten wirksam war. In der Diskussion innerhalb der EFT-Anwenderszene entsteht der Eindruck, als solle unbedingt die Meridianhypothese aufrechterhalten werden. Hier wird deutlich, dass es nötig ist, weitere Studien durchzuführen, die systematisch untersuchen, ob es notwendig ist, Akupunkturpunkte zu stimulieren, oder ob es nicht viel eher um eine generelle Aktivierung des motorischen Systems bzw. um einen afferenten Reiz auf der Hautoberfläche geht.

Waite und Holder vermuten, dass Komponenten wie Ablenkung für die Wirkung verantwortlich zu machen sind, sie übersehen dabei aber, dass die Probanden immer wieder durch Aussprechen des Problems während des Klopfens Kontakt zum Problem behielten, also vielmehr auf das Problem fokussiert somit hingelenkt waren. Auch vermuteten sie, dass nicht die Stimulation der EFT-Punkte die wesentliche Wirkkomponente ist, sondern ein Entspannungseffekt durch tiefe Atmung. Leider haben sie keine Teilgruppe gebildet, die nur tief geatmet hat, während sie an ihr Problem gedacht hat. Wichtig für zukünftige Studien erscheint mir, dass erfahrene Praktiker bei der Entwicklung der Studiendesigns beteiligt werden, da nur so gewährleistet werden kann, dass grundlegende Aspekte aus der Praxis nicht übersehen werden (wie z. B. in der Studie von Waite a. Holder

2003). Wichtig erscheint mir auch, dass man auf mikroprozessualer Ebene zunächst formuliert, welche Interventions- und Wirkkomponenten beobachtet werden können, und dass diese dann miteinander verglichen werden.

Ich persönlich glaube nach Behandlung von mehr als 30 000 unterschiedlichen *Themen* bei ein paar Tausend Klienten und Workshopteilnehmern nicht mehr an die Meridianhypothese, da man z. B. immer wieder die Beobachtung machen kann, dass die ausschließliche Behandlung mittels Selbststärkungsaffirmation häufig dafür ausreicht, den Stress zu reduzieren, man also nicht unbedingt Akupunkturpunkte klopfen muss. Dennoch halte ich die weitere Nutzung der Akupunkturpunkte für sinnvoll. Weil die Berührung des eigenen Körpers in Anwesenheit eines Beobachters leicht Gefühle von Scham und Peinlichkeit provozieren könnte, ermöglicht das Beklopfen der Akupunkturpunkte, dass man sich selbst berührt und dies nicht irgendwie komisch daherkommt, da man ja nur die jahrtausendealten Behandlungspunkte aus der TCM stimuliert: Klopfen der Akupunkturpunkte quasi als eine Art Metapher, die es vielen Menschen eher ermöglicht, sich (in Anwesenheit eines anderen) selbst zu berühren. Es gibt übrigens in der Forschung die Beobachtung, dass sich Föten etwa ab der 15. Schwangerschaftswoche, also schon im Mutterleib, im Gesicht und am Kopf selbst berühren. Früher dachte man, dies geschehe zufällig aufgrund der Lage des Fötus im Uterus. Neuere Forschungen, die von dem Haptikforscher Martin Grunwald in seinem Buch *Homo Hapticus* (2017) aufgeführt werden, besagen jedoch, dass der Fötus sich um so häufiger selbst berührt, je mehr Stress die Mutter hat. Wir »klopfen« also schon im Mutterleib gegen Stress.

11. *Ein Friedensangebot an sich selbst –* Von der Selbstakzeptanzübung bei para-/ dysfunktionalen Kognitionen und Beziehungsmustern zur Selbststärkungsübung

Während para-/dysfunktionale Emotionen bei der Energetischen Psychologie und bei der PEP mittels Klopfen (von Akupunkturpunkten) behandelt werden, werden para-/dysfunktionale Kognitionen und Beziehungsmuster mittels selbstbeziehungsverbessernder Affirmation verändert (während der Selbststärkungspunkt gerieben bzw. ein Körperpunkt beklopft wird). Hierbei wird anders als bei lösungsfokussierten Affirmationen das Problem explizit benannt, und es wird im direkten Anschluss daran eine selbstbeziehungsverbessernde bzw. selbststärkende Affirmation formuliert. Die grundsätzliche Struktur dieser Affirmation sieht also folgendermaßen aus:

»Auch wenn ich …« (Benennung des Problems, der para-/dysfunktionalen Kognition oder des para-/dysfunktionalen Beziehungsmusters) »liebe und akzeptiere ich mich so, wie ich bin.« Wobei der zweite Teil dieser Affirmation im Einzelfall auch völlig anders lauten kann, wie z. B. »… achte und wertschätze ich mich so, wie ich bin« oder »… bin ich dennoch o. k. so, wie ich bin« oder eine der anderen Selbststärkungsaffirmationen.

Wichtig ist jedoch, dass es um eine positive und selbstannehmende bzw. selbststärkende Ich-Aussage geht.

Hier wird es nun im Prozess interessant, wenn der Therapeut, angeregt durch das, was der Klient sagt, oder angeregt durch seine eigenen Gegenübertragungsgefühle, Hypothesen oder intuitive Eingebungen zu unbewusstem oder ausgeblendetem Material hat. Denn auch diese gehören ja zu dem Prozess, da sie *in dem* Prozess aufgetaucht sind. Dieses Material kann man nun vermittels der Selbststärkungsübung in den bewussten Prozess einfließen lassen. Hierbei bietet es sich an, die Hypothesen zunächst im Konjunktiv und in einer Verkleinerungsform auszusprechen; so könnte die Intervention, wenn man z. B. das Gefühl hat, der Klient begibt sich immer wieder in ihn schädigende Beziehungen, folgendermaßen lauten:

»Auch wenn es bisweilen vielleicht für manchen Beobachter den Anschein hat, ein kleiner Teil von mir hätte noch eine klitzekleine

Tendenz, sich von Zeit zu Zeit immer mal wieder in mir nicht wirklich guttuende Beziehungen zu begeben, liebe und …«

Falls der Klient den Satz für abwegig oder unpassend hält, wird der Satzvorschlag sofort in eine *imaginäre Tonne* geworfen. Dies ist wichtig, damit die Klienten sehen, dass es sich nur um Hypothesen handelt, die man entweder annehmen oder ablehnen kann. Meist jedoch können Klienten aufgrund der extremen Verkleinerung den wahren Kern erkennen und aufgrund der humorvollen Formulierung direkt (meist mit einem Schmunzeln) annehmen. Aus psychoanalytischer Sicht wird Abwehr nicht notwendig, da sich der Klient nicht entlarvt fühlen muss bzw. die Hypothese nicht als bedrohlich wahrgenommen wird. Meist formulieren Klienten übrigens dann selbst: »Auch wenn ich noch ganz schön ausgeprägte Anteile in mir habe, die bewirken, dass ich mich immer wieder in mich schädigende Beziehungen begebe, liebe und …«

An diesem Punkt eröffnet PEP viele Möglichkeiten für noch so waghalsige Hypothesen, und gerade die psychoanalytisch und systemisch sozialisierten Kollegen haben ihre wahre Freude daran, *sportlich* Hypothesen zu bilden. Da das heikle und gegebenenfalls vor- oder unbewusste Material auf diese Weise nicht als Bedrohung daherkommt, können Klienten diese Art von *Deutung* auch wesentlich schneller und besser annehmen, als man das von anderen Settings gewohnt ist.

Die kreative Nutzung der Selbststärkungsübung zur Integration von psychodynamischen oder systemischen Hypothesen ist erfahrungsgemäß jedoch etwas, was vielen Anwendern nicht gleich am Anfang gelingt. Zu Beginn sollten die Behandler sich sehr nah an den Äußerungen der Klienten orientieren, ja sie sogar wortwörtlich wiederholen. Dies ergibt insgesamt Sinn, auch wenn man schon geübter ist. Die Devise lautet also, zunächst exakt das Material zu integrieren, welches der Klient geäußert hat, und dann von Interventionssatz zu Interventionssatz immer mehr die ausgeblendeten Aspekte dieses Themas zu integrieren. Auch hierbei ergibt es Sinn und hat es sich als sehr prozessförderlich gezeigt, Humor mit einzubinden. Psychotherapiestrategisch gesehen handelt es sich bei der Selbststärkungs- und Selbstakzeptanzaffirmation um eine *Transformation der Limitation*.

Hypnotherapeuten merken übrigens immer wieder an, dass man doch das Problem oder ein mögliches Nichtüberwinden des Problems nicht einfach aussprechen lassen dürfe, da dies einer Suggestion gleichkomme. Diese zunächst nachvollziehbare Befürchtung hat sich in der Praxis jedoch nicht als begründet erwiesen. Der Klient oder einer seiner Anteile befürchtet ja ohnehin, dass sich das Problem gegebenenfalls nicht verändern könnte, und somit würdigt man nur das, was ohnehin vorhanden ist. Vorhandene Ängste und Befürchtungen verlieren schon allein dadurch, dass sie gewürdigt werden, einen Teil ihrer Kraft.

12. Die besten Konservierungsmittel für seelisches Leid: Die »Big-Five«-Lösungsblockaden[11]

Wie bereits erwähnt, führt das Klopfen von verschiedenen Körperpunkten meist direkt und oft in wenigen Minuten zu einer Reduktion der emotionalen Erregung. Wenn dem nicht so ist, der Prozess quasi ins Stocken gerät, liegt dies nahezu immer daran, dass beim Klienten (mindestens) ein para-/dysfunktionales Beziehungsmuster (Big-Five-Lösungsblockaden; siehe auch Bohne 2020a) vorhanden ist. Und natürlich ist es auch an dieser Stelle eigentlich überflüssig zu erwähnen, dass therapeutische Prozesse auch dann nicht gut laufen, wenn z. B. das Anliegen und der Auftrag nicht sauber geklärt sind oder aber die therapeutische Beziehung nicht hinreichend tragfähig ist. Aber das sind ja eigentlich psychotherapeutische Grundlagen, die jedoch leider immer wieder in ihrer Wichtigkeit erwähnt werden müssen.

Auch wenn insgesamt in Psychotherapien und Coachings (oder bei der *autodidaktischen* Selbstentwicklung) der Prozess ins Stocken gerät und der Klient oder man selbst nicht mehr profitiert, liegt es häufig an den Big-Five-Lösungsblockaden, gesetzt den Fall, man arbeitet noch an den vom Klienten gewünschten Anliegen und Aufträgen, ist also als Behandler kooperativ. Auch ganz wesentlich ist die Beachtung der Therapeut-Klienten-Beziehung, wie sie Steve de Shazer und Insoo Kim Berg beschrieben haben. Leider ist das Wissen um diese wichtigen beziehungsdiagnostischen Analysen noch nicht zu allen Therapieschulen vorgedrungen und muss auch in den Fortbildungskursen der PEP vor allem Therapeuten, die sich noch nicht mit systemischen und lösungsorientierten Ansätzen auseinandergesetzt haben, immer wieder erklärt werden. Diese Unterscheidung ist jedoch wesentlich, da von ihr nicht nur abhängt, ob ein Prozess überhaupt gut laufen kann, sondern auch, ob mit dem Klienten mittels PEP oder anderen bifokal-multisensorischen Techniken gearbeitet werden kann oder nicht. Deshalb hier eine kurze Zusammenfassung.

11 Den Begriff »Big Five« habe ich genutzt, weil er konturiert beschreibt, dass es um fünf wesentliche Aspekte geht. Mit Big Five werden ja auch viele andere Dinge benannt, so z. B. die fünf großen Tiere in Afrika, die Hauptziel der Safaris waren, die fünf großen amerikanischen Orchester, die fünf größten Massensterben der Erdgeschichte oder die fünf Hauptdimensionen der Persönlichkeit in der Psychologie.

Steve de Shazer und Insoo Kim Berg haben darauf hingewiesen, dass der Erfolg einer Behandlung maßgeblich davon abhängt, ob wir als Behandler mit den Klienten kooperieren, nämlich indem wir ihr Anliegen ernst nehmen. So gibt es im lösungsbezogenen Behandlungsmodell drei verschiedene Interaktionsstile bei Klient-Therapeut-Beziehungen:

1. die *Kunden*-Typ-Interaktion
2. die Interaktion vom Typ der *Klagenden*
3. die *Besucher*-Typ-Interaktion.

> »Diese drei Beziehungsunterscheidungen beschreiben und kategorisieren das Wesen der Interaktion zwischen dem Klienten und dem Therapeuten. Wenn man die Beschreibungen liest, ist es leicht, daraus fälschlicherweise zu schließen, dass sie sich nur auf den Klienten beziehen. [...] Wie jedoch das Wort ›Interaktion‹ andeutet, sollen diese Bezeichnungen den Beziehungstyp zwischen Klient und Therapeut beschreiben und nicht die individuellen Charakteristika, Merkmale oder Wesenszüge des Klienten« (Berg u. Miller 1995, S. 34, 68)[12].

Eine *Kunden-Beziehungstyp-Interaktion* liegt nun nach Berg und de Shazer (vgl. ebd., S. 39–44) vor, wenn Klient und Therapeut gemeinsam während einer Behandlungssitzung oder an ihrem Ende eine Beschwerde oder ein Behandlungsziel erkennen. Außerdem muss der Klient deutlich machen, dass er sich selbst als einen Teil der Lösung sieht und dass er bereit ist, aktiv an der Erreichung des Ziels bzw. an der Überwindung des Problems mitzuwirken. Der Therapeut seinerseits erklärt sich bereit, mit dem Klienten zusammen an der Klage oder dem Ziel, das sie gemeinsam erkannt haben, zu arbeiten, und er glaubt, dass er die Fähigkeit hat, den Klienten darin zu unterstützen, dass dieser eine Lösung findet oder sein Ziel erreicht.

Eine *Klagender-Beziehungstyp-Interaktion* besteht, wenn Therapeut und Klient im Verlauf der Sitzung gemeinsam ein Behandlungsziel oder eine Beschwerde identifizieren können, nicht aber die konkreten Schritte, die der Klient machen muss, um seiner Lösung näher zu kommen bzw. um sein Problem zu überwinden. Klienten, die sich in einer Klagender-Beziehungstyp-Interaktion mit dem Therapeuten

12 Der Titel dieses Buches, *Kurzzeittherapie bei Alkoholproblemen,* ist vielleicht etwas verwirrend. Es handelt sich eigentlich um ein sehr gutes Kurzlehrbuch der lösungsorientierten Kurzzeittherapie nach de Shazer.

befinden, sind typischerweise gut in der Lage, ihre Beschwerden ausführlich zu beschreiben. Sie sehen sich selbst jedoch nicht ohne Weiteres als einen Teil der Lösung an, sondern glauben viel eher, dass Hilfe von außen kommen müsse bzw. dass die einzige Lösung darin liege, dass ein oder mehrere andere sich ändern (entspricht Big Five Nr. 3, Erwartungshaltung).

Eine *Besucher-Beziehungstyp-Interaktion* besteht dann, wenn Therapeut und Klient am Ende der Sitzung nicht gemeinsam eine Beschwerde oder ein Ziel gefunden haben, an dem in der Therapie gearbeitet werden soll. Außerdem kann es sein, dass der Klient entweder zeigt, dass es (für ihn) kein Problem gibt, das der Behandlung bedarf, oder dass jemand anderes das Problem hat. Der Klient mit der Besucher-Beziehungstyp-Interaktion ist häufig von jemand anderem geschickt worden, bzw. jemand anderes definiert ein Problem des Klienten.

Mit dem *Kunden-Typ* kann man im Grunde sofort in medias res gehen und die Behandlung beginnen, da er die Haltung hat: »Ich habe ein Problem, du bist ein Experte, sei mir bitte dabei behilflich, dass ich mein Problem überwinden kann, mir ist klar, dass dabei ich die Hauptarbeit zu leisten habe.« Mit diesem Typus kann man auch ab sofort mit dem Klopfen beginnen und die anderen Interventionstools der PEP nutzen. Der *Klagender-Typ* braucht zunächst viel Würdigung dafür, dass das Problem da und gegebenenfalls schwer ist – und Verständnis dafür, dass der Klient es (bislang!) nicht selbst lösen konnte. Da der Klient dieses Typus in seinem Selbstkonzept zu diesem Zeitpunkt nicht die Idee hat, dass er selbst bei der Überwindung des Problems und der Erreichung der Lösung einen wesentlichen Beitrag leisten kann und muss, bzw. er dem Behandler nicht zutraut, dass er ihm helfen kann, kann man auch das Klopfen nicht oder nur bedingt einsetzen. Hierfür müsste man vorher transparent machen, wofür man selbst das Klopfen sinnvoll findet, und wenn der Klient das nachvollziehen kann und sich kooperativ bezüglich des Klopfens zeigt, könnte man es auch anwenden. Der *Besucher-Typ* hat ja selbst kein Problem, deshalb verbietet es sich, mit ihm zu klopfen oder ihm Fragen in Richtung Big Five oder KKT zu stellen. Er ist ja oft von jemand anderem geschickt worden und hat vom Selbstkonzept her zu dem Zeitpunkt kein Problem bzw. möchte mit diesem Behandler zu diesem Zeitpunkt nicht (an einem vielleicht doch vorhandenen Problem) arbeiten. Jegliche therapeutische Intervention würde er als übergriffig erleben, und dies zu Recht. Die Gefahr bei dem Klagender- und Besucher-Typ ist, dass man dennoch mit dem Klopfen beginnt, weil man vielleicht selbst denkt, dass dem Klienten diese Maßnahme sicherlich helfen würde. Dies wird der Klient mit hoher Wahrscheinlichkeit nicht nur als übergriffig erleben, sondern darüber hinaus das Klopfen als etwas Negatives abspeichern und es ablehnen, sodass es später, in einem anderen therapeutischen Kontext, in dem er sich in einer Kunden-Typ-Interaktion befindet, negativ besetzt sein könnte und deshalb gegebenenfalls erneut abgelehnt wird. Man hat dann als Therapeut in der ersten Besucher- bzw. Klagender-Typ-Interaktion das Klopfen sozusagen *verbrannt*.

Klienten in der Besucher-Typ-Interaktion bekommen übrigens nach de Shazer und Berg überwiegend Komplimente. Da sie ja eigentlich kein Problem haben, dennoch gekommen und mehr oder weniger freundlich zu dem Behandler sind, wird dies wertschätzend hervorgehoben, natürlich auch, um die Beziehung zu verbessern und bessere Karten zu haben, um gegebenenfalls doch noch ein (vielleicht zunächst nicht fokussiertes) Kundenanliegen zu *akquirieren*.

Doch nun zu den Big-Five-Beziehungsblockaden, die Lösungsblockaden in den therapeutischen oder beraterischen Prozessen darstellen können.

Selbstvorwürfe

Wenn das Klopfen (der 16 Körperpunkte) gegen para-/dysfunktionale Emotionen keine (weitere) Stressreduktion bewirkt, liegt aus der Sicht der PEP sehr oft ein Selbstvorwurf vor. Um diesen zu finden, reicht es eigentlich aus, den Klienten zu fragen, ob er sich gegebenenfalls einen Vorwurf mache. Dieser wird dann mittels einer selbstakzeptierenden und danach einer selbstverzeihenden Affirmation behandelt (siehe S. 126). Dass der Stress sich bei noch vorhandenen Selbstvorwürfen nicht reduziert, ist im Grunde ja auch logisch, denn warum sollte es einem besser gehen, solange man sich selbst einen Vorwurf macht, quasi einen Krieg gegen sich selbst führt. Ein Vorwurf führt ja viel eher zu einer latenten oder ganz bewussten Form der Selbstbestrafung. Somit ist es nur folgerichtig, wenn das im Fokus stehende Problem, die para-/dysfunktionale Emotion, sich nicht verändert. Wichtig zu erwähnen ist es, dass bereits das Mit-sich-selbst-Hadern eine Beziehungs- und somit Lösungsblockade darstellen kann. Selbstvorwürfe blockieren neuronal vermutlich auch unser Belohnungssystem und aktivieren unser internales Bestrafungssystem und konservieren so vorhandenen Stress oder andere belastende Emotionen.

Vorwürfe anderen gegenüber

Häufig verhindern auch Vorwürfe anderen relevanten Menschen gegenüber, wie z. B. den Eltern, Geschwistern, Partnern, Arbeitskollegen oder Vorgesetzten, dass das aktuelle Symptom sich auflösen kann. Durch einen Vorwurf anderen gegenüber machen Menschen sich meist automatisch zu Opfern. Denn wenn ich einen anderen als Täter erlebe, mache ich mich selbst dadurch zum Opfer. Hierbei ist es wichtig zu erwähnen, dass viele Vorwürfe inhaltlich durchaus ihre Berechtigung haben und andere ja häufig tatsächlich zum Täter und man selbst somit zum Opfer geworden ist. Nichtsdestotrotz konstruieren und verfestigen wir Menschen eine Opferhaltung ggf. allein dadurch, dass wir anderen Vorwürfe machen. Denn auch eine mental konstruierte, also rein subjektiv erlebte Opferrolle fühlt sich unangenehm an und aktiviert Gefühle von Hilflosigkeit, Einsamkeit und Unterlegenheit, ja stellt im Grunde eine Problemtrance dar. Auch der Vorwurf anderen gegenüber wird mittels Selbststärkungsübung und dann mittels Überlassung-der-Verantwortung-beim-anderen-Übung behandelt (siehe Kap. 18 Arbeitsblätter 1 und 2). Behandelt werden natürlich nur parafunktionale Fremdvorwürfe. Im Falle von funktionalen Fremdvorwürfen gibt es tatsächlich noch eine zu vollziehende Handlung, wie Meinung sagen, etwas klären, sich trennen. Um dies auch anzugehen, braucht es die Emotionen Ärger und Wut. Dies sind also im Falle eines funktionalen Fremdvorwurfes handlungsmotivierende Emotionen. Wenn es jedoch keine sinnvolle Handlung mehr gibt, wirken sich die unangenehmen Emotionen Ärger und Wut extrem ungünstig auf einen selbst aus, da sie nicht in eine adäquate Handlung fließen können. Häufig kommt die Frage auf, wie man denn funktionale von parafunktionalen Fremdvorwürfen unterscheiden könne. Relativ leicht ist dies meist daran zu erkennen, dass funktionale Fremdvorwürfe sich stärkend anfühlen, parafunktionale Fremdvorwürfe hingegen fühlen sich eher schwächend an. Aber hier ist Vorsicht geboten, eine zerstörerische Wut ist meist eine Überkompensation von Hilflosigkeit, die ebenso sehr schwächt, dass sie in parafunktionale Wut umkippen kann. Bei funktionalen Fremdvorwürfen gibt es meist eine plausible, sinngebende und klärende Verhaltensweise, die es anzusteuern gilt.

Erwartungshaltung

Immer wieder lässt sich eine sehr weit verbreitete selbstschwächende Strategie beobachten, wenn der Behandlungsprozess ins Stocken gerät. Die Menschen stecken dann in einer Erwartungshaltung anderen gegenüber fest, die, ob diese Erwartung nun inhaltlich begründet oder unbegründet ist, dazu führt, dass man sich von den Menschen, von denen man etwas erwartet, abhängig macht, denn diese müssen ja die Handlung vollbringen, die man sich so sehnlichst wünscht bzw. die man erwartet. Man selbst hat keinen Einfluss auf das Ergebnis, da ja der andere zur Zielerfüllung handeln muss.

Aber warum leiden wir Menschen so sehr unter den nicht erfüllten Erwartungen an andere? Wenn die eigenen Erwartungen an andere nicht von diesen erfüllt werden, so verletzt das verschiedene Grundbedürfnisse: gesehen zu werden, selbstwirksam zu sein und geachtet zu werden. Nicht erfüllte Erwartungen können dann z. B. wiederum zu Selbstvorwürfen, Resignation oder Hilflosigkeit führen. Dass die Erwartungshaltung häufig auch eine Grenzverletzung und einen Übergriff dem anderen gegenüber darstellt, wird von vielen *Erwartungsinhabern* nicht bemerkt. Dieser Aspekt ist jedoch, systemisch gesehen, durchaus relevant und wirksam. Solche Erwartungshaltungen kommen häufig vor und werden bisweilen in ihrer blockierenden Kraft unterschätzt. Auch zunächst nachvollziehbare Ideen wie »Der soll doch bleiben, wo der Pfeffer wächst« oder »Der soll mich doch einfach in Ruhe lassen« sind potenziell schwächende Erwartungshaltungen.

Auch die Erwartungshaltung wird mittels lauten Aussprechens einer selbststärkenden Affirmation und gegebenenfalls auch noch mittels einer auf *Loslassen* fokussierenden positiven Affirmation behandelt (wie z. B.: »Ich lasse jetzt meine Erwartung an meine Eltern voll und ganz los!«). Häufig ist es auch sinnvoll oder sogar unabdingbar, den Benefit des Loslassens mitzuformulieren, wie z. B.»Jetzt befreie ich mich dadurch, dass ich meine Erwartungen loslasse«. Trotz einer gewissen Ähnlichkeit zwischen Vorwürfen und Erwartungshaltung anderen gegenüber ergibt es Sinn, diese beiden Big-Five-Blockaden voneinander zu differenzieren. Häufig kommt auch die Frage auf, wie es denn mit den Erwartungen an sich selbst ist. Erwartungen an sich selbst sind eigentlich kein Problem, da man selbst ja der Adressat ist und die Erwartungen zumindest theoretisch erfüllen kann. Ist dies nicht der Fall und man reagiert mit einem Selbstvorwurf, könnte dieser behandelt werden. Eine Erwartung an einen selbst ist also nur dann behandlungsbedürftig, wenn sie in einen Selbstvorwurf mündet.

Altersregression

Wenn Klienten in einer psychotherapeutischen Behandlung (oder generell Menschen in ihrer Selbstentwicklung) *feststecken*, dann zeigen sie häufig eine Altersregression, d. h., sie fühlen sich wieder kleiner, jünger und meist auch hilfloser, als sie es eigentlich sind. Bei strukturell nicht oder wenig gestörten Klienten reicht es oft aus, dass sie sich in dem problemrelevanten Kontext einfach klarmachen, wie alt sie in Wirklichkeit sind (Bohne 2003, S. 24). Ansonsten kann auch wieder eine auf Selbstannahme oder Selbststärkung zielende Affirmation ausgesprochen werden. Sollte man dezidiert mit unterschiedlichen Ego-States arbeiten, wie z. B. in der Ego-State-Therapie, dann könnte man dies auch in die Selbststärkungsaffirmation explizit einfließen lassen, so z. B.: »Auch wenn sich ein Teil von mir immer wieder klein, hilflos und ausgeliefert in solchen Situationen fühlt, behalte ich den Überblick.« Oder: »... würdige und achte ich alle meine Anteile und ihre besonderen Kompetenzen und Fähigkeiten und lade sie ein, sich unterstützend und hilfreich allen anderen Teilen gegenüber zu verhalten, denn davon könnten wir alle profitieren.« Natürlich könnte dieser Satz auch auf tausend verschiedene andere Arten formuliert werden, je nachdem, an welchen theoretischen Konzepten man sich gerade orientiert.

Para-/Dysfunktionale Loyalitäten

Manchmal sind es auch para-/dysfunktionale Loyalitäten zu nahestehenden Personen oder zu ihren Werten, die zu einer innerlichen Blockade bezüglich des eigentlich angestrebten Zieles führen können. So kommt es z. B. bei Auftrittscoachings immer wieder vor, dass der Betreffende es sich nicht erlaubt, wirklich erfolgreich zu sein, da die Menschen in seinem Familiensystem nicht erfolgreich sein konnten oder durften.[13] Psychodynamisch gesehen, könnte man formulieren, dass ein (kindlicher) Persönlichkeitsanteil nach dem Motto funktioniert: »Das kann ich euch doch nicht antun, dass ich erfolgreicher bin als ihr und ich euch damit beschäme.« Auch hier bewirkt das laute Aussprechen der zuvor unbewussten Blockade (wieder eingebettet in einen auf Selbststärkung zielenden Satz) häufig eine recht zügige Überwindung der para-/dysfunktionalen Beziehungsverstrickung.

13 Zum Thema Lampenfieber und Auftrittscoaching siehe auch Bohne (2019).

Nicht zuletzt handelt es sich ja bei der Selbststärkungsübung auch um ein Bewusstmachen zuvor nicht bewusster Anteile.

Auch wenn die eigenen Eltern oder Vorfahren großes Leid, Vertreibung, Folter oder ähnlich Schwerwiegendes erlebt haben oder einfach nicht glücklich, gesund oder erfolgreich sein konnten, kann es sein, dass man es sich aufgrund unbewusster (kindlicher) Loyalitäten nicht erlaubt, einfach glücklich, gesund oder erfolgreich zu sein.

Auch dieses Wissen ist natürlich für erfahrene Psychotherapeuten überhaupt nicht neu, zeigte sich jedoch im Prozess interessanterweise auch, wenn das Klopfen der Körperpunkte nicht zur gewünschten Stressreduktion geführt hat.

Manche Psychotherapeuten mit starker Loyalitätsbindung an ihre eigenen Ausbilder können das Klopfen aus diesen Gründen nicht annehmen, bzw. es funktioniert bei ihnen nicht (gleich), da sie innerlich loyal zu den Vertretern ihres Ausbildungsinstituts, ihren therapeutischen Lehrern oder ihren theoretischen Grundannahmen sind. Wenn schnelle Veränderungsprozesse in der eigenen Grundausbildung nicht vorgesehen waren, könnte eine Erfahrung von Schnelligkeit und Leichtigkeit als eine Bedrohung des bisherigen Systems erlebt werden und somit zu einer kognitiven Dissonanz führen. Ganz zu schweigen davon, dass es natürlich eine narzisstische Kränkung darstellen kann, wenn plötzlich durch vergleichsweise einfach anmutende Interventionen sich schnell etwas ändert. Manche Anwender fragen sich dann, ob denn all das, was man sich vorher mühsam erarbeitet hat, jetzt etwa nichts mehr wert sei. Dies ist natürlich völlig übertrieben.

Egal ob man PEP als Zusatzmethode oder als eigenständige Methode begreift, je besser man sich in psychodynamischer, transaktions-analytischer oder systemischer Hypothesenbildung auskennt, um hier nur einige zu nennen, desto mehr Hypothesen kann man als Therapeut natürlich produzieren. Übrigens verliert ja die Tiefenpsychologie auch nicht dadurch ihren Methodencharakter, dass sie im Bereich systemischen Denkens keine oder kaum Hypothesen bilden kann. Jeder Methode fehlt natürlich etwas. Genau das hat mich an den meisten Methoden gestört, und genau deshalb habe ich die überzeugendsten Aspekte, Interventionen und Ideen aus den verschiedensten Methoden sozusagen zu einem psychotherapeutischen Brühwürfel kombiniert. Daraus ist eben PEP entstanden. In der PEP fehlt mir von den jeweils anderen Methoden weit weniger, als wenn ich ausschließlich systemisch, tiefenpsychologisch, verhaltenstherapeutisch oder hypnotherapeutisch arbeiten würde. Ein möglichst umfassender therapeutischer Fokus bleibt wichtig dafür, die Störungsgenese verstehen zu können, in der Lage zu sein, psychodynamische und systemische Hypothesen zu formulieren, Gegenübertragungsgefühle zu verstehen, eine ressourcen- und lösungsorientierte Arbeitsweise zu beherrschen, die genutzte Sprache aus hypnotherapeutischer Sicht so zu wählen, dass sie möglichst zieldienlich für den Klienten ist, also die positive Heilungserwartung auf Seiten des Klienten erhöht, und aus vielen anderen Gründen mehr.

Nun verwundert es sicherlich nicht mehr, wenn in der PEP auch die para-/dysfunktionalen Loyalitäten mittels der Selbststärkungsaffirmationsübung behandelt werden, was ungefähr folgendermaßen aussehen könnte: »Auch wenn ich mir nicht erlaube, erfolgreich und glücklich zu sein, da ein Teil von mir das vielleicht als Verrat an meinen Eltern erleben würde, liebe und …« Oder: »Auch wenn ich die Loyalität zum Wertesystem meiner Eltern verletzen sollte, wenn ich jetzt einfach glücklich und erfolgreich bin, liebe und …«

Und auch hier gilt wieder, dass das konkrete Formulieren der Selbststärkungsaffirmation sich zunächst sehr exakt an dem orientiert, was der Klient geäußert hat, und dass bei Hypotheseneinstreuung die vorgeschlagene Affirmation zunächst eher im Konjunktiv formuliert wird.

Zunächst war mir ja aufgefallen, dass die Big Five genau dann vorhanden sind, wenn das Klopfen gegen Stress nicht (mehr) gewirkt hat. Im Nachhinein ist mir klar geworden, dass auch in stagnierenden anderen therapeutischen und beraterischen Prozessen oder bei stagnierender Selbstentwicklung meist mindestens eine der Big-Five-Lösungsblockaden vorliegt. Und noch etwas später ist mir deutlich geworden, dass es sich um *Beziehungs*blockaden handelt. Der Selbstvorwurf ist Zeichen einer para-/dysfunktionalen Selbstbeziehung, die Vorwürfe anderen gegenüber und die Erwartungshaltung anderen gegenüber weisen auf eine para-/dysfunktionale Beziehung anderen gegenüber hin (Opferhaltung, sich abhängig machen etc.). Die Altersregression ist auf der Ebene der Selbstwahrnehmung hinsichtlich des gefühlten Alters ein Hinweis auf eine eingeschränkte Selbstwahrnehmung und somit para-/dysfunktional, und gleichzeitig schrumpft man innerlich meist in realer oder imaginierter Anwesenheit anderer Menschen. Die para-/dysfunktionale Loyalität anderen gegenüber bezieht sich wieder auf die Beziehung zu anderen. Parafunktionale

Loyalitäten können sich übrigens auch auf Ego-State-Ebene abspielen. Hier sei als Beispiel nur das Phänomen des *Symptoms als letzter Zeuge* dafür, dass man etwas Belastendes, Schwieriges oder Schlimmes erlebt hat, genannt.

Wichtig in der Transformation von para-/dysfunktionalen Loyalitäten ist zunächst die Bewusstwerdung dieser. Dies reicht aber meist nicht aus. Im Anschluss daran hat es sich als therapeutisch enorm wirksam erwiesen, noch eine Affirmation zu formulieren, die gleichsam das eigene Ziel würdigt und die Loyalität wahrt. Dies könnte bei z. B. einer Loyalität der eigenen Mutter gegenüber z. B. folgendermaßen formuliert sein: »Wenn ich jetzt gesund, glücklich und erfolgreich bin, bleibe ich auf eine liebevolle Art und Weise mit dir verbunden.« Sollte ein eher distanziertes Verhältnis zu der anderen Person bestehen, so könnte man den zweiten Teil der Affirmation auch so formulieren: »... bleibe ich dennoch dein Kind und du meine Mutter« oder eben »... bleibe ich dennoch das Kind meiner Mutter«, also in der dritten Person formuliert. Sollte es sich um ein sehr großes Schicksal der anderen Person handeln, welches die Loyalität im Leiden bedingt, so könnte man auch formulieren: »... tue ich es auch meinem Vater zu Ehren« oder »... tue ich es auch in tiefer Verneigung vor deinem großen Leid« (oder eben »vor dem großen Leid meines Vater«). Ob man diese Affirmation in der zweiten oder dritten Person formuliert, ist gleich, es sollte für den Klienten passen. Zweite Person fühlt sich näher und direkter an, dritte Person schafft ein wenig Distanz.

Diese Formulierungen müssen übrigens nicht für den Therapeuten passen oder stimmen, sondern ausschließlich für den Klienten. Es kann also sein, dass Therapeuten, die ihre Beziehung zu den eigenen Eltern noch nicht gut geklärt haben, Schwierigkeiten haben, solche Vorschläge zu unterbreiten. Sie sollten es trotzdem für ihre Klienten tun. Diese Form der Transformation von parafunktionalen Loyalitäten in funktionale stellt eine der beeindruckendsten Entdeckungen der letzten Jahre in der Entwicklung der PEP für mich dar. Falls eine Loyalität auf Ego-State-Ebene vorliegt, z. B. im Sinne des *Symptoms als letztem Zeugen* dafür, dass man etwas Schlimmes, Belastendes, Schwieriges erfahren hat, so würde die Affirmation folgendermaßen formuliert werden: »Wenn ich jetzt gesund, glücklich und erfolgreich bin« (oder eben »mein Problem überwinde« oder »Ziel erreiche«) »..., bleibt gewürdigt, dass ich als Kind auch Schlimmes erlebt habe« (und wenn es ganz schlimm war »... ich als Kind die Hölle erlebt habe«). Es ist beeindruckend, wie schnell Menschen, die in para-/dysfunktionalen Loyalitäten festgesteckt haben, mit Hilfe dieser Interventionen sich aus den Verstrickungen lösen und in eine friedliche und liebevolle Verbundenheit zu sich oder den anderen treten können.

Gute Beziehungserfahrungen mit sich selbst und mit anderen sind eben das Heilsamste und Beste, was Menschen kennen und erleben können, und schlechte Beziehungserfahrungen mit anderen sind das Schädigendste, was man als Mensch erleben kann. Die Art und Weise unserer Beziehungsgestaltung ist jedoch auch recht stabil. Somit verwundert es nicht, dass es auch manchmal sein kann, dass Klienten es nicht oder nur sehr langsam schaffen, die para-/dysfunktionalen Beziehungen zu sich selbst oder zu anderen zu überwinden. Nicht selten hat die Überwindung ja auch einen Preis, und das kann z. B. der Verlust von sekundären Gewinnen sein. Aber auch diese Hypothesen ließen sich nun wieder im Konjunktiv und verkleinert als Selbststärkungsübung formulieren, wie z. B.: »Auch wenn ein Teil von mir vielleicht sogar etwas vermissen sollte, wenn das Leiden ein Ende nimmt, ...« Oder: »Auch für den kaum vorstellbaren Fall, dass es vielleicht einen kleinen Teil in mir geben sollte, der aus der Opferrolle irgendwie sogar Macht oder Lustgewinn gezogen haben sollte, ...«

Hier ist es wieder sehr interessant, wie häufig Klienten, wenn die Hypothesen stimmen, dann selbst den Satz im Indikativ formulieren oder eine Vergrößerung formulieren, wie z. B.: »Auch wenn es ein gar nicht so kleiner Anteil von mir ist, der ...« Oder: »Auch wenn es ein ziemlich großer Anteil in mir ist, der ... « Dieses Vorgehen, Hypothesen oder Probedeutungen zu platzieren, funktioniert erstaunlich gut. Man kann somit un- bzw. vorbewusste Dynamiken spielerisch erwähnen, und die Klienten haben die Freiheit, darauf einzugehen oder nicht. Erstaunlich häufig können sie die so formulierten Hypothesen annehmen, und es werden Dynamiken klar, die zuvor den Klienten nicht klar gewesen waren. Dieser Teil der PEP stellt ein einsichtsorientiertes Arbeiten dar, was vor allem Kollegen mit analytischer, tiefenpsychologischer, hypnotherapeutischer und systemischer Sozialisation Freude bereitet, kann man doch so alle Kompetenzen, die man hat, auch weiterhin nutzen und mit PEP kombinieren, und dies auf eine spielerische Art und Weise.

13. Anklage gegen sich selbst und andere – Spezialfall Vorwürfe

Wie bereits erwähnt, sind Vorwürfe gegen sich selbst und gegen andere gut geeignet, psychische Symptome bzw. seelisches Leid über Jahrzehnte zu konservieren. Die Interventionsstrategien aus der PEP schließen nicht aus und ersetzen nicht, dass man über die Themen Schuld, Verantwortung, Verzeihen, Sichlösen, Selbstbeziehung, Beziehung zu anderen im therapeutischen Kontext innerhalb eines therapeutischen Gesprächs redet. Erfahrungsgemäß können jedoch Vorwürfe besser und schneller überwunden werden, wenn man die Selbstakzeptanz- bzw. Selbststärkungsübung integriert. Häufig reicht diese jedoch bei Selbstvorwürfen und Vorwürfen anderen gegenüber nicht aus, und es empfiehlt sich, noch eine weitere Intervention durchzuführen.

Bei Selbstvorwürfen ist es sinnvoll, mit dem Klienten zu erörtern, ob er denn nicht anders *gekonnt* hatte, als dieses oder jenes zu tun oder zu unterlassen, was er sich jetzt vorwirft, oder ob er es nicht anders *gewollt* hatte. Diese so einfache wie erhellende Frage haben sich viele Klienten nämlich noch nicht gestellt, und wenn ihnen klar wird, dass sie nicht anders *gekonnt* hatten, führt dies bei einigen Menschen schon zu einem größeren Verständnis sich selbst gegenüber. Auch hilfreich ist die Frage, ob es ihnen denn guttue, sich zusätzlich zu dem Problem, das man hat und das man ja immer noch nicht gelöst hat, jetzt auch noch Selbstvorwürfe zu machen. Meist ist dies eine, therapeutisch gesehen, sehr fruchtbare Thematik, die wesentliche Züge der Selbstbeziehung zum Thema hat. Wenn man mittels PEP an Selbstvorwürfen arbeitet, würde also als Erstes eine Selbst*akzeptanz*-affirmation vorgeschlagen, wie z. B.:

- »Auch wenn ich mir vorwerfe, dass ich dieses oder jenes getan habe, achte und schätze ich mich so, wie ich bin.«
- Dann erfolgt die Frage, ob man denn nicht anders gekonnt oder nicht anders gewollt habe, und diese Antwort wird nun bei der Formulierung der Verzeihübung wiederum (prozessnah) genutzt, z. B.:

- »Und jetzt verzeihe ich mir voll und ganz (oder: aus ganzem Herzen), da mir klar wird, dass ich ja zu dem Zeitpunkt nicht anders gekonnt habe.«
- Im Anschluss hat es sich als befreiend erwiesen, noch einen Nachsatz dranzuhängen, der wie folgt lautet: »Und dazu stehe ich.« Diese Aussage kann noch dadurch unterstützt werden, dass der Klient seine rechte Hand zur Schwurhand erhebt.

Während dieser Selbstakzeptanzaffirmation kann der Selbststärkungspunkt auf dem linken Brustmuskel kreisend gerieben werden, und während der Verzeihübung kann der Zeigefinger geklopft werden. Es scheint wirksamer zu sein, den Körper auch bei dieser Affirmation mit einzubeziehen, wenngleich es vermutlich nicht wichtig ist, genau diese Punkte zu nutzen. Es ist jedoch sicherlich sinnvoll, *verschiedene* Körperpunkte und somit *verschiedene* Körperanker für die unterschiedlichen Interventionsstrategien zu nutzen. Klare Behandlungsstrukturen geben Sicherheit und Orientierung für Klienten und für Behandler.

Bei Vorwürfen anderen gegenüber würde zunächst auch wieder die Selbststärkungsaffirmation genutzt werden, direkt daran jedoch eine Erweiterung angehängt werden können, wie z. B.: »Auch wenn ich … (z. B. meinem Vater, Chef, Bruder etc.) vorwerfe, dieses oder jenes getan zu haben, liebe und akzeptiere ich mich so, wie ich bin, (oder eine andere Selbststärkungsaffirmation, wie z. B: »entscheide ich, was gut für mich ist«) und lasse die Verantwortung für dieses Handeln bei ihm.« Auch die Frage, ob der andere nicht anders gekonnt oder nicht anders gewollt habe, kann sehr erhellend für den Klienten sein. Auch aus diesen Antworten kann man Selbststärkungsaffirmationen formulieren, wie z. B.: »Auch wenn … (z. B. mein Vater, Chef, Bruder etc.) nicht anders gekonnt hat, lasse ich die Verantwortung für dieses Handeln trotzdem voll und ganz bei ihm.« Es gibt ja immer wieder Zeitgenossen, die eine Lanze für das Verzeihen anderen gegenüber brechen. Manche von denen meinen auch, dass es eine Art Christen*pflicht* sei, anderen zu verzeihen. Das ist natürlich aus psychotherapeutischer Sicht hochproblematisch und sollte unbedingt hinterfragt werden. Meine Bedenken resultieren aus der Beobachtung, dass beim Verzeihen eines anderen es häufig die erwachsenen Ego-States sind, die das alte Thema gern begraben oder abschließen würden, die Frage ist nur, können und wollen auch jüngere, vielleicht verletzte Ego-States demjenigen, der ihnen etwas

Schreckliches, Schlimmes oder Verletzendes angetan hat, verzeihen. Ich habe bei von therapeutischer Seite angeregtem Verzeihen immer wieder beobachtet, dass die kindlichen, verletzen Anteile sich wieder nicht gesehen gefühlt haben. Somit halte ich mittlerweile nichts mehr von irgendwelchen *Verzeihakrobatiken.* Bei nahestehenden Menschen könnte man über eine Versöhnung mit denen nachdenken, aber nur wenn sich das für alle Ego-States des Klienten stimmig anfühlt und auch der andere bereit ist, seine Schuld einzugestehen, und in Vorleistung geht und um einen Ausgleich bemüht ist.

Während es also ein vermintes Gelände darstellen kann, *anderen zu verzeihen,* funktioniert die Übung *die Verantwortung beim anderen zu belassen* meist recht gut, auch wenn es sich um dramatische Ereignisse handelt. Und natürlich kann es auch hier sein, dass ein Klient es nicht fertigbringt, die Verantwortung beim anderen zu belassen, sei es aus Loyalität oder aus einem befürchteten Machtverlust innerhalb einer Verstrickung. Dann lässt sich zwar die Übung nicht durchführen, bzw. die Vorwürfe lassen sich nicht auflösen, man hat jedoch aus diagnostischer Sicht eine große Erkenntnis gewonnen, die für den weiteren Prozess wichtig ist.

14. *Beim Klienten spielt die Musik –* Prozessfokussierte Diagnostik mittels PEP

Zur Durchführung einer prozessfokussierten Diagnostik bieten sich verschiedene PEP-Tools an. Die Grundhaltung dieser Arbeit orientiert sich an den verbalen und nonverbalen Äußerungen der Klienten, greift sie auf und nutzt, an ihnen orientiert, die therapeutischen Interventionen. Somit gibt der Prozess der Klienten den therapeutischen Weg vor, wenngleich alle Ideen, Gefühle und Gegenübertragungsgefühle des Therapeuten natürlich als prozessbedingt angesehen werden und insofern auch zum Prozess dazugehören und genutzt werden können.

Sportliche Reizkonfrontation: SUD/HUD

Damit das Klopfen überhaupt wirken kann, muss sich der Klient auf die für ihn subjektiv belastenden Aspekte fokussieren. Ohne eine Fokussierung und somit innere Aktivierung des belastenden Materials würde das Klopfen nicht wirken können. Erfahrungsgemäß wirkt das Klopfen am besten, wenn die subjektive Belastung ein gewisses Maß erreicht hat, sodass der SUD-Wert (Subjective Units of Distress/Disturbance), also der subjektive Belastungsscore, so zwischen 6 und 8 liegt. Aber auch wenn der SUD bei 10 liegt, hat man gute Karten, mittels Klopfen der 16 Akupunkturpunkte den Stress zu reduzieren. Sollte jemand nicht in der Lage sein, das Thema so sehr zu fokussieren, dass er auch eine subjektive Belastung erlebt, sei es, dass der Klient sich zurzeit nicht in das Thema einfühlen kann, oder sei es, dass er sich vor ihn überflutenden Gefühlen schützen möchte, so liegt natürlich keine subjektive Belastung vor, und somit liefert auch der SUD keine angemessene Beschreibung. In solchen Fällen könnte man fragen, wie hoch denn die Belastung wohl wäre, wenn sie denn voll auftreten *würde*, also hypothetisch gefragt. Wenn man so fragt, sagen Klienten oft: »Jetzt merke ich nichts, aber wenn das wieder auftreten würde, dann wäre das sicherlich bei 10.« Diese 10 ist also nicht auf der SUD-Skala, da die vermutete Belastung ja nur hypothetisch ist. Man müsste hier eher von einer HUD-Skala sprechen (Hypothetical Units of Distress), denn es macht einen Unterschied, ob man etwas gerade wirklich spürt oder nur theoretisch vermutet.

Wenn z. B. ein Klient am Anfang nicht so richtig Kontakt zu seinem Problem bekommt, so kann man ihn darin unterstützen, den Stress stärker zu erleben. Man sollte ihm dann erklären, dass sich Belastungen, die man gerade deutlich spürt, besonders gut mit dem Klopfen behandeln lassen. Dies hat zwei weitere therapeutische Effekte. Der Klient bekommt zum einen mit, dass der Therapeut sich nicht vor seinen Themen fürchtet, ja ihn sogar einlädt, die Belastung noch deutlicher zu spüren, gegebenenfalls sogar zu erhöhen; dies stellt eine Reizkonfrontation dar und sagt implizit aus, dass es so schlimm ja nicht sein wird, da der Therapeut gewissermaßen sportlich den Klienten aufmuntert, das belastende Gefühl doch noch etwas zu verstärken. Zum anderen hat der Klient auch noch die Information bekommen, dass sich das Symptom am besten auflöst, wenn es richtig gut und stark spürbar ist und wenn dann geklopft wird. Da der Klient ja von nun an das Klopfen immer *dabeihat*, führt diese paradoxe Intervention häufig dazu, dass sich Symptome wesentlich weniger zeigen, denn der Klient fühlt sich ihnen gegenüber nicht mehr so hilflos, da er ja weiß, dass er mit dem Klopfen eine potente Selbstberuhigungstechnik an Bord hat. Diese sportliche Herangehensweise, den Klienten zu bitten, das Symptom doch bitte noch etwas zu verstärken, ist also eine Mischung aus Reizkonfrontation, paradoxer Intervention, humorvoller therapeutischer Haltung und hypnotherapeutischer Implikation, dass es so schlimm nicht werden wird (sonst würde ja der Therapeut nicht dazu einladen, das Problem intensiv zu fokussieren). Bei schwer gestörten und schwer traumatisierten Patienten sollte man jedoch zurückhaltend mit dieser Herangehensweise sein, da die Gefahr besteht, dass sie diese Haltung fehldeuten könnten. Auch muss sichergestellt sein, dass die therapeutische Beziehung gut genug ist und der Klient den Therapeuten als hilfreiches und wohlwollendes Gegenüber erlebt. Auch bei para-/dysfunktionalen Gegenübertragungsgefühlen ist Vorsicht geboten. Diese Einschränkungen sollen aber nicht darüber hinwegtäuschen, dass die allermeisten Klienten sehr von einer eher sportlichen Reizkonfrontation profitieren.

Um in der Tiefe scharf sehen zu können, braucht man zwei Augen – Die binokulare Brille der PEP

Mittels der binokularen Brille der PEP (S. 40) hat man die Möglichkeit, sehr schnell und dezidiert para-/dysfunktionales und therapierelevantes psychodynamisches Material zu finden. Genauso wie beim menschlichen Sehsinn befähigt erst das zweiäugige Sehen dazu, dass man unterscheiden kann, wo im Raum die fokussierten Dinge liegen, was vorn und was hinten liegt, was größer und was kleiner ist. Zur Nutzung der einfachen Möglichkeit, die blockierenden Emotionen und Kognitionen ausfindig zu machen und zu fokussieren, steht mit der binokularen Brille ein einfaches, komplexitätsreduzierendes und klinisch relevantes Material zutage förderndes Tool zur Verfügung, welches vor allem einen Hinweis auf die wirksamsten menschlichen Entwicklungsblockaden liefert, die Big-Five-Lösungs- und Beziehungsblockaden.

An niemandem lässt es sich so vorzüglich leiden wie an sich selbst – und natürlich an den anderen – Beziehungsdiagnostik mittels der Big-Five-Lösungsblockaden

Da die Big-Five-Beziehungsblockaden eine zentrale Rolle innerhalb der PEP einnehmen und sie die therapeutische Arbeit enorm erleichtern, soll auch an dieser Stelle nochmals auf sie eingegangen werden. Mir war sehr früh aufgefallen, dass Menschen, die nicht oder nicht gut auf das Klopfen ansprechen, sich meist einen oder mehrere Selbstvorwürfe (Big Five Nr. 1) machten, und ich sah immer wieder Menschen, die über Jahrzehnte hinweg vor allem an und unter sich selbst gelitten hatten. Es erscheint ja eigentlich absurd, dass Menschen bei Problemen, die sie nicht gelöst bekommen, sich zusätzlich noch Selbstvorwürfe machen, aber genau dies passiert ständig. Vielleicht liegt es daran, dass wir in einer sehr leistungsorientierten Gesellschaft leben und von daher infiziert sind mit der Haltung: Anerkennung nur über Leistung. Fehlt nun diese Leistung, wird in eine alte pädagogische Werkzeugkiste gegriffen und die meisten Menschen wenden Vorwürfe rigide gegen sich selbst. Richtig rational ist das natürlich nicht, aber dafür umso wirksamer. Aus psychotherapeutischer Sicht ist diese Beobachtung hochinteressant, da sie die Selbstbeziehung betrifft, und bei para-/dysfunktionaler Selbstbeziehung haben natürlich Glück, Erfolg, Gesundheit und Erfüllung nicht wirklich Raum. Die Selbstbeziehung entscheidet auch maßgeblich über die Qualität der Beziehungen, die wir zu anderen Menschen haben. Verkürzt kann man sicherlich behaupten: *Schlechte Selbstbeziehung ist gleich schlechte Beziehung zu anderen*. Deshalb steht die Verbesserung der Selbstbeziehung in der PEP auch an so exponierter Stelle. So wird auch klar, warum selbst bei dysfunktionalen Beziehungen zu anderen primär die Selbststärkungsaffirmation genutzt wird. Nicht selten liegen ja unter den Vorwürfen anderen gegenüber wiederum Selbstvorwürfe. Natürlich ist es klar, dass die Entwicklung dieser dysfunktionalen Selbstbeziehung ihrerseits vor allem durch unsere (frühen) Beziehungserfahrungen zustande kommt.

Durch die Vorwürfe anderen gegenüber (Big Five Nr. 2) machen wir uns ja abhängig von diesen anderen, was wiederum ein Konservierungsmittel erster Güte für seelisches Leid darstellt. Wenn man nun noch die eine oder andere Erwartungshaltung (Big Five Nr. 3) an Bord hat, dann hat man gute Karten, ein Leben lang zu leiden (und sich selbst dafür überhaupt nicht verantwortlich zu fühlen, da ja die bösen anderen es sind, derentwegen es einem so schlecht geht).

Wichtig bei den Big-Five-Lösungsblockaden erscheint mir, dass es sich bei ihnen um Beziehungs- bzw. Haltungs*muster* handelt, d. h., wenn jemand sich bei einer bestimmten Sache einen Selbstvorwurf macht, so kann man aus klinischer Sicht davon ausgehen, dass er bei anderen Themen auch dazu neigt, sich Selbstvorwürfe zu machen. Wenn jemand die Tendenz hat, anderen Vorwürfe zu machen, dann ist es nicht selten so, dass er immer wieder in Beziehungen zu anderen gerät, die durch Vorwürfe denen gegenüber gekennzeichnet sind. Wenn jemand einen leichten Hang hat, Erwartungen an andere zu haben, dann ist auch das häufig ein sich wiederholendes Beziehungsmuster, und der Betreffende steckt in Erwartungshaltungen in Bezug auf andere, macht also häufig die Erfahrung, nicht selbstwirksam zu sein. Wenn Menschen zu Altersregression neigen (Big Five Nr. 4), dann kann man bei ihnen nicht selten beobachten, dass sie sich in allen möglichen Situationen und Beziehungen als kleiner, hilfloser und abhängiger erleben, als sie sind, und ihnen meist auch nicht bewusst ist, dass sie gerade wieder innerlich geschrumpft sind. Und wenn jemand aufgrund seiner Sozialisation eine starke Loyalität zu andern entwickelt hat, und dies auch im Leiden (Big Five Nr. 5), dann gerät er immer wieder in Loyalitäten, was ja an und für sich noch nichts Schlechtes sein muss, leider eben aber auch in para-/dysfunktionale Loyalitäten, und die können einem das Leben bekanntlich enorm schwer machen.

Dadurch, dass man in der Arbeit mit PEP diese fünf Lösungs- und Beziehungsblockaden kontinuierlich *abscannt*, hat man gute Chancen, den therapeutischen Prozess (bzw. die Selbstentwicklung) blockierendes psychodynamisches Material früh zu entdecken, und kann somit auch zeitnah therapeutisch intervenieren. Dies scheint ein Grund zu sein, warum die Prozesse so schnell und trotzdem so tiefgreifend verlaufen.

Tiefenbohrung ins psychodynamische Konfliktfeld – Psychodynamische Turboanalyse mittels KKT

In der Energetischen Psychologie wird häufig mittels Muskeltest geprüft, ob eine Vorstellung oder ein ausgesprochener Satz Stress verursacht. Der Muskeltest soll dann anzeigen, ob das, was gerade im Wahrnehmungsfokus ist, die betreffende Person stresst, also den Muskel schwächt oder nicht.[14]

Da der Muskeltest eine sehr niedrige Interrater-Reliabilität von nur 78 % besitzt (jeder vierte Tester somit falsch liegt; siehe auch Bohne 2020a, S. 35–44; Garten 2004, S. 7) und zudem von vielen Anwendern als Wahrheitsfindungsinstrument und direkter Weg zum Unbewussten missverstanden und somit missbraucht wird, wird er in der PEP nicht genutzt. Der Muskeltest vermag es vielleicht, Glaubenssätze aufzudecken, jedoch nicht, Wahrheiten zu finden. Er ist auch kein zweifelsfreier Zugang zum Unbewussten des Klienten, wie dies einige Befürworter des Muskeltests meinen. Er dient vielmehr als eine Art Krücke, die man in der PEP nicht benötigt, da sich ein anderer Test als psychotherapeutisch wesentlich sinnvoller erwiesen hat, der Kognitions-Kongruenz-Test (KKT), wobei es sich eher um einen Kognitions-Kongruenz-*Prozess* handelt, da es bei ihm nicht nur um Diagnostik geht, sondern auch um eine sofortige therapeutische Intervention. Es ist aus prozessorientierter Sicht ohnehin viel sinnvoller, die zweifelsfrei wertvollen und nützlichen Testsätze aus der Energetischen Psychologie (die eigentlich aus einem psychodynamischen Denken stammen) mittels eines introspektiven Kongruenztests zum Auffinden von Inkongruenzen und para-/dysfunktionalen Glaubenssätzen zu nutzen.

14 Zum Muskeltest, vor allem auch zu den Gefahren und Grenzen in der Psychotherapie, siehe auch Bohne (2020a, S. 32–44).

Der Klient spricht laut oder leise einen Testsatz aus und spürt dann in sich hinein und sensibilisiert sich auf seine visuelle, kinästhetische oder kognitive Antwort. Aus hypnotherapeutischer Sicht kann man dieses Vorgehen auch als sanfte Provokation von ideodynamischen Prozessen begreifen, aus psychodynamischer Sicht werden so mögliche Widerstände sichtbar gemacht.

Die ausgesprochenen Sätze sind also ein Kongruenz-Provokations-Test für die verschiedenen Persönlichkeitsanteile bzw. für bewusstes, vorbewusstes und unbewusstes Material. Das Aussprechen stellt eine wesentlich intensivere Provokation dar, als wenn man nur den Inhalt des Satzes als Frage formulierte. Eine Frage dringt nicht so weit in die Testperson vor wie ein von ihr ausgesprochener provokativer Testsatz. Sie stellt also eine viel geringere diagnostische Provokation dar. Eine Frage aktiviert einen Denkprozess, während das Aussprechenlassen einen Spürprozess aktiviert und damit das somatische Wissen (Netzwerk) aktiviert. Man könnte sagen, dass die Arbeit mittels KKT eine eher orthopädische Herangehensweise dafür ist, mögliche Grenzbeschwerden zu diagnostizieren, während das höfliche und dezente Fragen innerhalb der Psychotherapie zwar die Grenze des anderen achtet, für ihn aber auch keine Provokation darstellt. Nicht sofort sichtbare Einschränkungen werden in der Medizin eigentlich immer mit Provokationstests aufgespürt, die Psychotherapie ist da jedoch etwas zurückhaltender, weil sie natürlich nicht übergriffig sein will. Wenn jedoch mit dem Klienten explizit besprochen wird, wie der KKT funktioniert, er diesen durchführen möchte, und weil er ja auch der Einzige ist, der entscheidet, ob sich der Testsatz kongruent oder inkongruent anfühlt, er also die Hauptsteuerung des Prozesses innehat, ist ein hinreichend klarer Rahmen für diesen Provokationstest gegeben. Bei strukturell schwer gestörten oder schwer traumatisierten Patienten sollte allerdings vorsichtig überprüft werden, ob der KKT funktioniert. Dem Klienten muss auch klar sein, dass es sich um Testsätze und keine Suggestionen handelt. Die meisten Klienten werden den KKT sicherlich verstehen und neugierig sein, was er zutage zu fördern in der Lage ist.

Oft zeigen sogenannte somatische Marker, ob der Inhalt eines ausgesprochenen Testsatzes sich kongruent oder inkongruent anfühlt. Es können jedoch auch innere Bilder, Ideen oder Erinnerungen auftauchen. Die Nutzung des KKT schult bei häufiger Anwendung überdies die introspektiven Kompetenzen des Klienten, was zu einer Reifung der Persönlichkeit einen nützlichen Beitrag leisten kann.

Während man durch das Muskeltesten den Wahrnehmungsfokus lediglich auf das binäre Ja/Nein der Muskelreaktion reduziert, bleibt beim Kognitions-Kongruenz-Test der Wahrnehmungsfokus offen für komplexe und differenzierte psychodynamische bzw. ideodynamische Reaktionen der verschiedenen Persönlichkeitsanteile. Oft tauchen so auch komplexe Ideen, Einsichten und Erkenntnisse auf.

Der Kognitions-Kongruenz-Test (KKT) stellt sozusagen eine *Probebohrung* in das nicht bewusste, subliminale, also intrapersonelle Konfliktfeld dar. Da einzig und allein der Klient entscheidet, ob sich der Satz für ihn kongruent oder inkongruent anfühlt, wahrt der Test maximal seine Autonomie. Es versteht sich von selbst, dass der KKT nur durchgeführt werden kann, wenn es das explizite Anliegen des Klienten ist bzw. hierfür ein klarer Auftrag besteht bzw. der Klient prinzipiell offen für diesen Test ist.

Mit dem KKT kann nun getestet werden, ob die Ampeln bezüglich *übergeordneter* Themen (Glück/Gesundheit) bzw. *eines* konkreten Symptoms auf Grün oder auf Rot stehen. Der KKT hat seine Hauptindikation immer dann, wenn es sich um ambivalente Themen und Anliegen handelt. Folgende Bereiche können getestet werden:

1. Gesundheit (*gesund sein*)
2. *glücklich sein/glückliches Leben leben*
3. *erfolgreich sein*
4. konkretes (hartnäckiges) Symptom *überwinden (z. B. Sucht überwinden)*
5. konkretes Ziel *erreichen*
6. etc.

Hierbei ist es zunächst wichtig, sich auf einen dieser Aspekte zu fokussieren und dann einige der folgenden provokativen Testsätze mit diesem einen Thema durchzudeklinieren. Hier nur eine kleine Auswahl:

- »Ich möchte ... (z. B. erfolgreich sein)!«
- »Ich werde ...!«
- »Ich habe es verdient, ...!«
- »Meine Mutter (Vater, Geschwister etc.) erlaubte mir, ...!«
- »Ich verletzte die Loyalität zu ...!«
- »Ich habe alles, was ich brauche, um ...!«

- »Ich tue alles, was nötig ist, um ...!«
- »Mir wird etwas Wesentliches fehlen ...!«
- »Ich werde meine Identität/einen wesentlichen Teil meiner Identität verlieren, wenn ...!«
- »Das Restsymptom ist wichtig als letzter und einziger Zeuge, dass mir etwas Schlimmes widerfahren ist!«
- etc.!

Wenn der Testsatz sich inkongruent anfühlt bzw. ein para-/dysfunktionaler Glaubenssatz bzw. eine psychodynamisch wirksame Blockade zutage gefördert wird, so kann das gefundene Thema nun wiederum mittels der Selbststärkungsübung direkt behandelt werden: »Auch wenn ich ...« (und zwar ganz nah an den Äußerungen des Klienten, z. B.: »... nicht weiß, ob es mir erlaubt ist, erfolgreich zu sein ...«). Nach der Behandlung mittels Selbststärkungsaffirmation wird der zuletzt getestete Testsatz erneut ausgesprochen; damit wird getestet, was sich nun verändert hat. Sollte sich der Testsatz noch nicht stimmig oder kongruent anfühlen bzw. das Thema noch nicht geklärt sein, wird nun das aufkommende *Material*, das getestete Thema, wiederum mittels Selbststärkungsübung prozessiert. Es ist durchaus möglich, dass fünf bis zehn verschiedene *Widerhaken bzw. Widerstände* aufkommen, die dann jeweils mittels Selbststärkungsübung und mit lösungs- und ressourcenorientierten Affirmationen behandelt werden. Die konkrete Durchführung dieses Tools und die konkreten Interventionen lassen sich hier nur andeuten. In der Praxis sind manchmal einige Zwischenschritte, Interventionen und diagnostische (Zwischen-)Manöver notwendig, sinnvoll und wesentlich, so z. B. wenn während des Testens starke, belastende Emotionen aufkommen. Es sei hier nochmals erwähnt, dass sich meine Kritik am Muskeltest nur auf den psychotherapeutischen Bereich und natürlich nicht auf die Applied Kinesiology (AK) bezieht. In den Händen gut ausgebildeter AKler ist der Muskeltest in der Diagnostik körperlicher Phänomene und Probleme ein faszinierender und beeindruckender Test.

Analyse blinder Passagiere auf dem Selbstwertschiff – Selbstwerttraining mit PEP

Eine zentrale Rolle in Coaching und Psychotherapie nimmt die Arbeit am Selbstwertgefühl der Klienten ein. Häufig ist es explizites, noch häufiger vermutlich implizites Ziel oder zumindest Teilziel von Psychotherapien und Coachings, das Selbstwertgefühl der Klienten zu stärken, auch dann, wenn dies nicht immer explizit so formuliert wird. Natürlich gibt es bereits jede Menge nützlicher und erprobter Techniken und Methoden aus allen Schulen, dies zu bewerkstelligen. Gleichermaßen hat mir aber ein explizites und strukturiertes Selbstwerttraining in vielen Methoden gefehlt. An dieser Stelle sei ein Tool aus der PEP vorgestellt, das sich in der Praxis sehr bewährt hat, da es sich leicht integrieren lässt und trotz aller Leichtigkeit meist zu einer sehr deutlichen Steigerung des Selbstwertgefühls beiträgt. In der Praxis sind bisweilen noch einige Teilschritte bzw. Erklärungen für den Klienten nötig, die hier aus Platzgründen nicht alle aufgeführt werden können.

Im Grunde beinhaltet dieses Tool einen Dreisprung: Es erfolgt zunächst eine genaue Analyse bezüglich des selbstwertreduzierenden Denkens, Fühlens und Verhaltens. Was also genau macht der Klient, was zu einem geringen Selbstwertgefühl führt? Man kann ja in der Praxis immer wieder feststellen, dass Menschen aktiv etwas dazu tun, was zu einer Selbstentwertung bzw. Selbstschwächung führt. Natürlich ist das Selbstwertgefühl zum Großteil Produkt der (vor allem frühen) Beziehungserfahrungen. Wenn einem z. B. die eigenen Eltern nicht viel zugetraut haben, dann ist es vollkommen verständlich, dass man sich selbst auch nicht viel zutraut. Komisch nur, dass man diese Haltung beibehält, auch wenn man schon lange von zuhause ausgezogen ist bzw. häufig auch dann, wenn man korrigierende oder widersprechende Erfahrungen im Alltag gemacht hat. Spätestens hier wird deutlich, dass es para-/dysfunktionale Kognitionen und Selbstbilder sind, die dafür verantwortlich sind, wenn das Selbstwertgefühl reduziert bleibt. Meist lassen sich spontan durch gezielte Exploration ca. 10 bis 15 selbstwertreduzierende Aspekte finden. Wichtig hierbei ist es, zunächst nur die Selbstwertreduktionsstrategien (Selbstwerträuber) zu notieren, da es sinnvoll ist, zunächst die *Problemnetzwerke* zu aktivieren und zu akzeptieren. Hierbei handelt es sich um eine sehr genaue Analyse des selbstwertreduzierenden Denkens, Fühlens und Handelns, also um eine präzise Analyse internaler Prozesse.

Bei der Suche nach den Selbstwerträubern können folgende Fragen hilfreich sein:

- »Wie entwerte ich mich in der Beziehung zu mir selbst? Mache ich mir Selbstvorwürfe?«

- »Wie ist mein gefühltes Alter? Erlebe ich mich als so alt, wie ich bin, oder blende ich gerade die Ressource Lebenserfahrung aus, bzw. bin ich assoziiert mit einem jüngeren Ego-State?«
- »Auf welchen Aspekt ist mein Aufmerksamkeitsfokus ausgerichtet? Bin ich vielleicht problemfokussiert?«
- »Wie ist meine Beziehung zu den anderen bzw. meine Wahrnehmung der anderen? Idealisiere ich die anderen und entwerte mich im Vergleich mit diesen gegebenenfalls?«
- »Halte ich mich prinzipiell für liebenswert bzw. wertvoll?«
- »Habe ich Erwartungen an andere? Vielleicht, dass diese mich loben, bewundern oder retten sollten? Erwarte ich vielleicht ihr Verständnis oder eine Entschuldigung?«
- »Mache ich anderen Vorwürfe?«
- »Wie stehe ich zum Thema Leistung und Perfektion?«
- »Wie stehe ich zu dem Thema eigene Schwächen?«
- »Wie gehe ich mit Fehlern um?«
- »Kann ich Erfolg aushalten, ja sogar genießen?«
- »Bin ich neidisch oder eifersüchtig auf andere?«
- »Fühle ich mich anderen zugehörig (Loyalitäten)?«
- »Verletze ich die Loyalität zu anderen, wenn ich mich ändere, es mir besser geht, ich erfolgreicher bin?«
- »Gebe ich para-/dysfunktionalen Gefühlen Raum? Wenn ja, welchen?«

Wenn man auf diese Weise ca. 10 bis 15 Selbstwerträuber entlarvt hat, folgt im Anschluss daran die Durchführung der Selbstakzeptanz- bzw. Selbststärkungsaffirmationen bezüglich dieser Selbstwerträuber, und danach kommt der vermutlich wichtigste, aber auch komplizierteste Teil der Übung: die Entwicklung der alternativen selbstwertstärkenden Strategien, aus denen gute, selbstwertstärkende Affirmationen (also selbstbezügliche Werbeclaims) formuliert werden sollen. Diese sollen dezidiert die selbstentwertenden Strategien transformieren, also psychodynamisch genau dort ansetzen, wo vorher die Selbstentwertung stattfand.

Bei dieser Vorgehensweise kommt dem Therapeuten bzw. Coach eine sehr aktive Rolle zu. Es ist seine Aufgabe, viele Anregungen zu geben, die Vorstellungsgrenzen des Klienten zu erweitern und ihn darin zu unterstützen, die für ihn stimmigen Strategien zu finden und diese dann in individuell wirklich stimmige Affirmationen zu verwandeln. Hierbei wird vor allem mit Ressourcenorientierung und Reframings gearbeitet.

Die Selbstentwertungsstrategie sollte nun in eine stimmige und sich gut anfühlende positive Affirmation, in einen Werbeclaim in eigener Angelegenheit, transformiert werden. Wichtig hierbei ist es, dass die Affirmation folgende Kriterien erfüllt:

- Sie muss stimmig, wahr und angemessen sein und zum Wertesystem des Klienten passen.
- Sie muss eine sichtbare physiologische Veränderung bewirken, also ein positives Embodiment beim Klienten verursachen (inneres Aufrichten, selbstbewusste oder gelassene Ausstrahlung etc.).
- Sie muss uns als Coach bzw. Therapeut wirklich überzeugen.

Dieser Teil der Übung kommt einer *Lyrikwerkstatt* gleich. Die individuell stimmigen und selbstwertaktivierenden Affirmationen kann man dann z. B. auf ein Rezept aufschreiben und dem Klienten mitgeben. Der Klient sollte sich diese positiven Affirmationen zweimal täglich acht Wochen lang immer wieder ins Bewusstsein rufen, sie wiederholen, sie sich klarmachen – das soll eine größere Nachhaltigkeit gewährleisten.

Trotz aller Schlichtheit dieser Übung führt sie meist zu einer deutlichen Selbstwertsteigerung, da das problemtranceartige Selbstentwertungsprogramm zunächst bewusst gemacht, dann die Selbstakzeptanz- bzw. Selbststärkungsübung durchgeführt wird und schließlich gewünschte selbststärkende lösungs- und ressourcenorientierte Selbstattribuierungen entwickelt und verankert werden. Es ist jedoch auch möglich, dass während der Übung jede Menge weitere Problemnetzwerke aktiviert werden, emotional belastende Themen aufkommen oder die Übung zunächst nicht funktioniert, da der Klient (noch) nicht in der Lage ist, *über* seine Selbstwerträuber in einer Metaposition zu berichten, ohne direkt in den Geschichten und Erlebnissen einzutauchen und quasi *unterzugehen*. Somit kann es wiederum, ganz prozessorientiert, nötig sein, die Klopfübungen (zur Stressreduktion) und die Selbstakzeptanz- und Selbststärkungsübungen (zur generellen Steigerung der Selbstannahme) konsequent in den Prozess einzuschieben und die Durchführung des eher strukturierten Selbstwerttrainings auf einen anderen Zeitpunkt zu verschieben.

15. *Was man über die Wirkung munkelt –* Wirkhypothesen und Forschungsergebnisse

Da bislang nur wenige wissenschaftlichen Wirkstudien vorliegen, die genau untersuchen, *auf welche Weise* die Klopftechniken und PEP wirksam sind, können und sollen hier ein paar Wirk*hypothesen* formuliert werden.[15] Auch wenn man sich dessen bewusst ist, dass es sich dabei nur um Annahmen handelt, und die neurobiologischen Hypothesen auch ein wenig holzschnittartig daherkommen, haben sie dennoch eine gewisse Plausibilität. Bis 2013 musste man feststellen, dass die meisten der vorliegenden Studien zu den Klopftechniken noch nicht den aktuellen hohen wissenschaftlichen Anforderungen und Standards im Bereich der Psychotherapieforschung entsprachen, wenngleich sich die meisten der Ergebnisse mit den klinischen Beobachtungen deckten, die viele Anwender machen. Näheres hierzu siehe auch unter Feinstein (2006). Durch die Forschungsprojekte an der Medizinischen Hochschule Hannover hat eine aktuelle Literaturrecherche jedoch ergeben, dass mittlerweile einige sehr spannende Studien in renommierten Journals veröffentlicht sind. Siehe hierzu auch die Übersichtsarbeit der Doktorandin Antonia Pfeiffer (2018) im *Psychotherapeutenjournal*[16] oder die Übersichtsarbeit von Christof Eschenröder (2018)[17] in der Zeitschrift *Verhaltenstherapie & psychosoziale Praxis*. Antonia Pfeiffer hat für die wissenschaftliche Recherche entschieden, nur Veröffentlichungen zu zitieren, die in seriösen oder gut bewerteten Journals im Peer-Review-Verfahren veröffentlicht wurden, hat somit auf alle Veröffentlichungen in Zeitschriften zur Energiepsychologie verzichtet. Doch was haben unsere Forschungen zum Klopfen denn nun ergeben? Unsere erste gerade als Open-access-Publikation veröffentlichte Studie[18] hat sehr spannende und gleichzeitig ungewöhnliche, ja kontraintuitive Ergebnisse

15 Näheres hierzu siehe auch bei Wilhelm-Gößling (2006) und Feinstein (2006).
16 Verfügbar unter: https://www.dr-michael-bohne.de/fileadmin/user_upload/pdf/Allg._PDF/Was_isr_dran_am_Klopfen__PTJ_3_2018.pdf [10.11.2020].
17 Verfügbar unter: https://www.dr-michael-bohne.de/fileadmin/user_upload/pdf/Allg._PDF/Eschenro__der_VPP_2018.PDF [10.11.2020].
18 https://bmcneurosci.biomedcentral.com/articles/10.1186/s12868-020-00597-x [10.11.2020].

hervorgebracht. Zunächst haben wir zeigen können, dass auch rein imaginiertes Klopfen, also Klopfen nur in der Vorstellung, ohne real physisch zu klopfen, eine stressregulatorische Wirkung hat und die Amygdalaaktivität, sowie die Aktivität des anterioren cingulären Kortex beeinflusst. Dies hatten uns Klienten ja schon immer berichtet, dass sie einen stressreduzierenden Effekt spürten, auch wenn sie sich nur vorstellten zu klopfen.

Wir haben zudem feststellen können, dass im Gegensatz zu herkömmlichen Emotionsregulationsstrategien, wie z. B. kognitive Distanzierung, durch das imaginierte Klopfen, und das ist nun wirklich kontraintuitiv, die Amygdala mehr aktiviert wird, während der ventrale anteriore cinguläre Kortex *weniger* aktiv ist. Dies deutet auf eine ganz neue Form der Emotionsregulation hin. Die Emotionsregulation durch bifokale Verarbeitung (also Aktivierung eines unangenehmen Themas plus imaginiertes Klopfen) weist also eine neuronale und verhaltensbezogene Verarbeitung auf, die sich von bisher untersuchten Emotionsregulationsstrategien unterscheidet. Vermutlich ist die Amygdalaaktivierung ein Zeichen für einen erleichterten Zugang zu bzw. eine verbesserte Verarbeitung von Emotionen während der bifokalen Verarbeitung. Viele spannende Forschungsergebnisse zur Akupunkturforschung und Hinweise, die u. a. von einer Veränderung der Genexpression spezifischer Neuropeptide durch Klopfen ausgehen, findet sich auch in Aalberse und Geßner-van-Kersbergen (2012).

Während die Behandlung belastender Emotionen mittels Klopfen der Körperpunkte also vermutlich direkt auf die emotionsverarbeitenden Bereiche des Gehirns, das limbische System, hier vor allem die Amygdalae und vermutlich auf den anterioren cingulären Kortex, wirkt, zielt die Behandlung der para-/dysfunktionalen Beziehungsmuster und Glaubenssätze durch Selbststärkungsaffirmationen eher auf sprachassoziierte, bewusstseinsfähige und motivationale, also kortikale (vor allem wohl dorsolaterale präfrontale und orbitofrontale) Strukturen, da diese Behandlung ja eine höhere kortikale Leistung verlangt als das einfache Klopfen, während man an das Problem denkt. Es sei daran erinnert, dass der orbitofrontale Kortex mit der Regulation emotionaler Prozesse und Persönlichkeitseigenschaften in Verbindung gebracht wird. Am ehesten scheinen die Selbststärkungs- und Selbstakzeptanzaffirmationen auf die depressiv-inhibitorischen

Funktionen des orbitofrontalen Kortex zu wirken, die emotional-affektiv mit den klinischen Befunden depressive Grundstimmung, geringes Selbstwertgefühl, Selbstablehnung und Gefühllosigkeit einhergehen.

Bei aller nachvollziehbaren Faszination für die bildgebenden Verfahren muss an dieser Stelle darauf hingewiesen werden, dass sich viele der Ergebnisse auf sehr dünnem Eis bewegen. Der Neurowissenschaftler Felix Hasler (2013) hat ein beeindruckendes Buch über die geringen Forschungsstandards und die wissenschaftlich fragwürdige Arbeitsweise im Bereich der bildgebenden Hirnforschung geschrieben. Es empfiehlt sich also, den zweifelsfrei faszinierenden Ergebnissen der Hirnforschung mit einer Portion gesunder Skepsis zu begegnen. Diese Skepsis haben wir bei den fMRT-Studien an der MHH hier in Hannover bei der Entwicklung des Studiendesigns und bei der Durchführung natürlich berücksichtigt. Es sei auf das sehr spannende Podcast-Interview des hiesigen Hirnforschers Matthias Wittfoth hingewiesen, in dem er mit dem hirnforschenden Kollegen Florian Beissner über die Fallstricke der Hirnforschung spricht[19].

Je nach Thema und Prozessverlauf der Behandlung sollte mal auf der einen Seite und mal auf der anderen Seite der binokularen Brille interveniert werden.

Oberstes Therapieziel ist es nach Grawe (2004, S. 376), den Patienten von seinem Leiden zu befreien. Das heißt vor allem, seine psychischen Störungen und sein subjektives Wohlbefinden zu bessern. Dies, so zeigt die Praxis seit fast 20 Jahren, funktioniert mit den Klopftechniken und noch mehr mittels der PEP erstaunlich gut. Wie dies genau geschieht, ist letzten Endes noch nicht geklärt, lässt sich jedoch durch folgende Hypothesen (!) beschreiben.

Neurobiologische Wirkhypothese

Die schnelle Aktivierung unterschiedlicher neuronaler Zentren (durch Summen, Zählen, Klopfen von Körperpunkten, Aussprechen von Sätzen, Augenrollen etc.) zeitgleich zur Aktivierung des para-/dysfunktionalen belastenden Gefühls könnte über eine Verstörung der

19 https://www.inside-brains.com/de/florian-beissner-ueber-kampfsport-und-heilkunst/ [10.11.2020].

Erlebnisverarbeitung und Reorganisation neuronaler Netzwerke alte Kognitions-Emotions-Verhaltens-Muster verstören und neue neuronale Netzwerke aktivieren. Grundlage für diese Wirkhypothese ist die Neuroplastizität, also die Fähigkeit des Gehirns zum Umlernen. Dyskonnektierte neuronale Areale werden dieser Hypothese zufolge wieder miteinander verbunden, und funktionell gehemmte Areale werden durch die unterschiedlichen sensorischen Stimulationen wieder aktiviert. Der präfrontale Kortex wird als oberstes Kontrollzentrum für eine situationsangemessene Handlungssteuerung angesehen und ist darüber hinaus gleichzeitig intensiv an der Regulation emotionaler Prozesse beteiligt. Er empfängt die verarbeiteten sensorischen Signale, verbindet sie mit Gedächtnisinhalten und mit aus dem limbischen System stammenden emotionalen Bewertungen. Somit könnte ihm bei der Wirkung der Klopftechniken eine zentrale Rolle zukommen.

Hirnforscher haben herausgefunden, dass Hirnareale, wie etwa die Amygdalae, die mit negativen Empfindungen, wie z. B. Trauer, Angst und Wut, in Zusammenhang stehen, offensichtlich auch durch Liebesgefühle zum Schweigen gebracht werden (Bartels u. Zeki 2007). Dies könnte bei aller Skepsis den bildgebenden Verfahren gegenüber (siehe Hasler 2013) gegebenenfalls auch erklären, warum die Aussagen zur Selbstannahme und Selbstliebe während einer Klopfsequenz häufig direkt so positive und Stress reduzierende Auswirkungen haben.

Embodimentfokussierte (haptisch-taktile) und neurohumorale Wirkhypothese

Der Hirn- und Haptikforscher Martin Grunwald beschreibt, dass das Tastsinnessystem ein Vielfaches an neuronaler und kortikaler Repräsentanz im Vergleich zur Hör- oder Sehrinde hat. Dies bedeutet aus klinischer Sicht, dass bei Reizung des Tastsinns die kortikale Reaktion weit größer ausfallen muss als bei akustischen oder visuellen Reizen. In keinem anderen Organ des Menschen befänden sich bezogen auf die Gesamtfläche laut Grunwald (2012) derartig viele tastsensible Rezeptoren, die u. a. für die bio-chemische Codierung physischer Kontaktereignisse verantwortlich sind. Man gehe schätzungsweise von 300–600 Millionen verschiedenen Rezeptortypen aus, die tastsinnesrelevante Informationen übertragen. Hinzu kommt eine unvorstellbare Anzahl freier Nervenendigungen, die ja auf die mechanische Verformung der Haut reagieren. Es sollen allein ca. 2 Millionen pro Quadratmillimeter sein. Eine besonders hohe Rezeptordichte findet sich beim Menschen u. a. an den Fingerkuppen und im Gesicht, also an Hautarealen, die beim Klopfen intensiv genutzt werden. Somit sind die entsprechenden kortikalen Areale, die mit diesen Körperstellen in Verbindung stehen, dementsprechend groß, was zu einer starken neuronalen Aktivierung bei Reizung, wie z. B. durch Klopfen, führt. Grunwald schreibt hierzu:

> »Die EEG-Veränderungen, die wir in unserer Studie nachweisen konnten, deuten somit darauf hin, dass Selbstberührungen im Bereich des Gesichtes mindestens zwei Funktionen haben. Zum einen regulieren sie offenbar unseren emotionalen Zustand in der Weise, dass bei sehr hoher emotionaler Erregung und der damit verbundenen physiologischen Übererregung durch die Selbstberührung unser emotionaler Erregungszustand einen mittleren Wert erreichen kann. Des Weiteren stützen unsere Ergebnisse die Annahme, dass gesichtsbezogene Selbstberührungen einen Einfluss auf die Regulation von Arbeitsgedächtnisprozessen ausüben« (Grunwald 2012, S. 49 f.).

Grunwald weist immer wieder auf die selbstberuhigende Wirkung der Selbstberührung hin, u. a. wenn er schreibt:

> »Die derzeit vorliegenden Befunde sprechen demnach dafür, eine direkte Beziehung zwischen dem Auftreten von Selbstberührung und dem emotionalen Status des handelnden Subjekts anzunehmen« (Grunwald 2012, S. 48).

Haut und Gehirn stehen also in einem enorm engen anatomischen und funktionellen Zusammenhang. Der Hirnforscher Gerald Hüther bringt es auf den Punkt, wenn er schreibt:

> »Weil er ursprünglich so eng mit dem Gehirn und allem, was dort geschah, verbunden war, bietet der Körper einen besonders leichten Zugang zu allen Ebenen des Erlebens und Verhaltens, zu den im Gehirn abgespeicherten Sinneseindrücken, den Gefühlen, den unbewusst gesteuerten Verhaltensmustern, und nicht zuletzt zu den frühen Erinnerungen« (2006, S. 97).

Es sei an dieser Stelle auch an die bereits erwähnten Beobachtungen aus der gynäkologischen Forschung hingewiesen, dass sich Föten ab ca. der 15. Schwangerschaftswoche, also schon im Mutterleib, im Gesicht und am Kopf selbst berühren. All diese Beobachtungen legen es nahe, auch von einer haptisch-taktilen Wirkhypothese auszugehen.

Man kann vermuten, dass durch das Klopfen die Endorphinsekretion und gegebenenfalls die Sekretion von Serotonin im limbischen System zu einer Veränderung des emotionalen Erlebens führen. 70 % der Akupunkturpunkte weisen eine erhöhte Konzentration von kleinen Hautnerven, neuromuskulären Verbindungsstellen, verschiedenen Mechanorezeptoren, freien Nervenendigungen und eine erhöhte Dichte an neurovaskulären Strukturen auf. Über lange Myelinfasern werden bei der Reizung solcher Hautareale der somatosensorische präfrontale und parietale Kortex sowie die Amygdalae (Mandelkerne) und der Hippokampus in besonders hohem Maße aktiviert. Die positive Erfahrung der Selbstwirksamkeit durch Klopfen dürfte das dopaminerge Belohnungssystem ansprechen, was erklären würde, warum selbst einmaliges Sich-selbst-Beklopfen zu anhaltenden emotionalen Veränderungen führen kann. Möglicherweise kommt auch der Sekretion des Neurotransmitters Oxytocin eine größere Bedeutung zu. Oxytocin wirkt ja bekanntlich Stressreaktionen entgegen und wird durch sensorische Stimulationen, wie z. B. durch Berührung der Haut, freigesetzt.

Wirkhypothese der kortikalen Mehrdurchblutung

Eine amerikanische Forschergruppe, die zum Schlaganfall forscht, hat im Tierversuch mit Ratten festgestellt, dass nach Unterbindung der Hauptschlagader zum Kopf – was eigentlich zu einem künstlich gesetzten Schlaganfall führen muss – eine einmalige Stimulation von Barthaaren reicht, um den Schlaganfall zu verhindern. Die Forscher vermuten, dass die Stimulation von Fingern oder des Gesichts zu ähnlichen Effekten führen dürfte. Sie erklären es damit, dass nach Hautstimulation die kortikale Durchblutung zunimmt (Lay et al. 2010).

So könnte es bei Menschen, die in einem emotionalen Hyperarousal sind und deren Großhirnrinde in ihrer Funktion beeinträchtigt ist, durch eine einfache Zunahme des Blutflusses und somit des Sauerstoffs und der Glukose dazu kommen, dass die Großhirnrinde wieder »anspringt«.

Wirkhypothese Habituation

Habituation stellt eine zentralnervös bedingte Reaktionsabnahme dar und setzt bekanntlich ein, wenn ein Mensch wiederholt einem potenziell stressenden Reiz, z. B. einem individuell Angst machenden Thema, ausgesetzt ist und dieser Mensch die Beobachtung macht, dass der stressende Angstreiz keine wirkliche Gefahr für ihn darstellt. In der Verhaltenstherapie macht man die Beobachtung, dass die Reaktion auf diesen potenziellen Angstreiz durch Konfrontation in einer sicheren Umgebung sich abschwächt und häufig verblasst.

Wirkhypothese der reziproken Hemmung

Durch günstige Auswirkungen auf das vegetative Nervensystem soll sich durch die Kombination von Klopfen, Augenbewegungen, Überkreuzübungen und tiefen Atemzügen eine Entspannung einstellen, die den zuvor aktivierten Stress reduziert. Aus der Psychotherapieforschung ist bekannt, dass man Entspannung und Stress nicht gleichzeitig erleben kann (reziproke Hemmung). Die Entspannung hat die besseren Karten und siegt über den Stress.

Positive Kontroll- und Selbstwerterfahrung sowie Selbstwirksamkeitserfahrung

Die Vermittlung von positiven Kontrollerfahrungen und selbstwerterhöhenden Erfahrungen ist nach Grawe (2004, S. 372–485) wesentlich für eine wirksame Psychotherapie, da sie eine inkongruenzreduzierende Wirkung hat. In der PEP wird davon ausgegangen, dass die Klienten sich mittels Selbstbeklopfung von emotionalen Belastungen selbst befreien können. Dies kann man auch als eine Kompetenzzuschreibung verstehen. Basch (1992) beschreibt, dass allein die Zuschreibung von Kompetenz dazu führt, dass sich Kompetenzen des Klienten tatsächlich erhöhen.

> »Viele Patienten haben ein angeschlagenes Selbstwertgefühl. Sie schämen sich dafür, dass sie anders sind als andere, dass sie dieses Problem haben und nicht allein damit fertigwerden. Psychisch krank zu sein wird von den meisten Betroffenen als persönliches Versagen erlebt. Sie fühlen sich dadurch minderwertig. Auch in der Therapie müssen sie sich notgedrungen von ihrer problematischen Seite zeigen. Das sind alles dem Selbstwert abträgliche Erfahrungen« (Grawe 2004, S. 383).

Was Grawe hier beschreibt, kann man, tiefenpsychologisch gesehen, auch als narzisstische Kränkung beschreiben. Bedenkt man dieses Zitat von Grawe, wird vielleicht noch einmal mehr plausibel, warum in den Klopftechniken und der PEP immer wieder die Selbststärkungsaffirmationen genutzt werden. Selbst bezüglich des Vorhandenseins des Problems wird ja z. B. formuliert: »Auch wenn ich dieses Problem habe, liebe und akzeptiere ich mich so, wie ich bin.« Durch die vor Zeugen laut formulierte Selbstakzeptanz bzw. Selbststärkung stärkt der Klient sein Selbstwertgefühl und seine Selbstwirksamkeit. Durch das Sich-selbst-Beklopfen und die Verbesserung der Selbstbeziehung macht er also mehrere Erfahrungen von Selbstwirksamkeit. Dies sind mögliche Wirkfaktoren.

Befriedigung verschiedener Grundbedürfnisse

Die Klopftechniken an sich gewährleisten die Befriedigung verschiedener Grundbedürfnisse, was wiederum eine positive Kontrollerfahrung und somit eine Reduktion von Inkongruenz darstellt. Da die Klienten sich selbst beklopfen und sie hierdurch eine Selbstwirksamkeitserfahrung machen, sind die Grundbedürfnisse nach Autonomie, Einfluss, Selbstwirksamkeit und Kompetenz gleichermaßen befriedigt. Der prozessorientierte Rapport erfüllt überdies das Bedürfnis nach Bindung bzw. zwischenmenschlicher Nähe und freundlichen sozialen Kontakten, und die klare Abfolge verschiedener Interventionsstrategien erfüllt das Bedürfnis nach Orientierung und Ordnung. Das Ausmaß an bedürfnisbefriedigenden Erfahrungen bestimmt nach Grawe (2004, S. 379–423) maßgeblich die Wirksamkeit einer Psychotherapie. Somit könnte dieser Punkt wesentlich zur Wirksamkeit der Klopftechniken und der PEP beitragen.

Das Meridiansystem, die klassische energetische Wirkhypothese

Aus der Sicht der Energetischen Psychologie und der meisten Klopftechniken liegt bei emotionalen Problemen eine Blockade in einem Meridian vor, die dazu führt, dass der freie Fluss der Energie in diesem Meridian gestört ist. Dies wird als einziger Grund für para-/dysfunktionale Emotionen gesehen. Das Klopfen beeinflusst demnach über die Stimulation der Akupunkturpunkte den Energiefluss im Meridiansystem, wobei sich Energieblockaden oder energetische Dysbalancen lösen bzw. ausbalancieren. Eine Erklärung bezüglich der psychischen Umkehrung stammt von Callahan (siehe Gallo 2002, S. 126), der der Überzeugung ist, dass die elektrischen oder elektromagnetischen Pole innerhalb der Meridiane tatsächlich umgekehrt seien und dass dies die betreffende Person an der Umsetzung ihrer erklärten Absichten hindere.

Energetisch muss eigentlich nicht unbedingt *esoterisch* heißen, wenngleich das sicherlich häufig so vergesellschaftet ist. Physiker sind seit einigen Jahren dabei, verschiedenste bioenergetische Felder zu entdecken (vgl. Oshman 2006). Diese finden sich z. B. im und um den menschlichen Körper, da ja jeder Stromfluss ein biomagnetisches Feld um sich herum erzeugt, somit natürlich auch der Stromfluss innerhalb unseres Nervensystems. Dieses elektromagnetische Feld kann man mittels eines sogenannten SQUID-Magnetometers messen. Ob es sich dabei um die gleiche Energie handelt, wie sie in der TCM beschrieben wird, ist unklar. Es scheint jedoch mehr und mehr möglich, die jahrtausendealten Beschreibungen von Energien, wie z. B. *Qi*, auch in der Sprache der modernen Physik zu dokumentieren und zu beschreiben.

Bei der energetischen Wirkhypothese geht es also um eine Aufhebung einer vermuteten Unterbrechung oder Dysbalance des Energieflusses innerhalb eines oder mehrerer Meridiane bzw. – im Falle einer sogenannten massiven psychischen Umkehrung – der gesamten Körperpolarität.

Ein weiterer Erklärungsansatz liegt in den piezoelektrischen Effekten im Knochen. Man klopft ja immer auf Akupunkturpunkte, unter denen sich Knochengewebe befindet. Somit wird der Knochen durch das Klopfen stimuliert. Bereits in den 1960er-Jahren wurde das Phänomen entdeckt, dass Knochen piezoelektrische Eigenschaften haben (Garten 2004, S. 43). Sie können mechanische Energie (z. B. auch durch Beklopfen) in elektrische Energie umwandeln. Dies ist Teil des Reparatur- und Regulationssystems des Körpers, welches Veränderungen der Struktur von Knochen bewirkt und die Heilung der Frakturen unterstützt. Es ist natürlich ebenso vorstellbar, dass die durch Klopfen freigesetzte elektrische Energie direkt auf das Energiesystem des Menschen, die Meridiane (so es sie denn gibt, s. u.), einwirkt.

Wenngleich die energetische Wirkhypothese die ursprüngliche der Energetischen Psychologie ist, spricht vieles in der konkreten Anwendungsbeobachtung dagegen, dass sie die Erklärung für die Wirksamkeit der Klopftechniken ist.

Auch aus wissenschaftstheoretischer Sicht spricht vieles dafür, die energetische Wirkhypothese nicht über Gebühr zu strapazieren. Eschenröder (2006, S. 114) beschreibt, dass auch der in den Klopftechniken sehr erfahrene Arzt Joaquin Andrade für das *Prinzip der Sparsamkeit* plädiert und man nicht Hypothesen bemühen sollte, die in sich selbst noch nicht bestätigt sind:

> »Das Prinzip der Sparsamkeit wurde von dem Philosophen Wilhelm von Ockham (um 1285–1349) formuliert. Es besagt, dass man unter den verschiedenen möglichen Erklärungen für ein Phänomen die einfachste Erklärung, die die wenigsten zusätzlichen Annahmen erfordert, wählen sollte. In der englischsprachigen Literatur wird dieses Prinzip auch als Occam's razor (Ockhams Rasiermesser) bezeichnet.«

Da die Ergebnisse zur Akupunkturforschung sehr zwiespältig sind (s. u.) und die Erklärungen zur Energiemedizin zurzeit noch nicht Common Sense sind, wäre es wenig hilfreich, eine Technik (das Klopfen), von der man noch nicht genau weiß, wie sie wirkt, mit Wirkmechanismen zu erklären, von denen man nicht genau weiß, ob sie tatsächlich zutreffen. So hat die weltweit größte Untersuchung zur Akupunktur, die GERAC-Studien (German Acupuncture Trials), gezeigt, dass Akupunktur bei Knie- und Rückenschmerzen signifikant wirksamer ist als die an aktuellen Leitlinien orientierte Standardtherapie der Schulmedizin. Allerdings stellte sich auch heraus, dass die richtigen Akupunkturpunkte (Verumpunkte) genauso wirksam waren wie die Scheinakupunkturpunkte (Shamakupunktur), also irgendwelche Körperpunkte (Endres et al. 2007). Selbst Gustav Dobos (Schnabel 2008), Chefarzt an den Kliniken Essen-Mitte und Inhaber des einzigen deutschen Lehrstuhls für Naturheilkunde mit dem Schwerpunkt Chinesische Medizin, gibt zu bedenken, dass die große Akupunkturuntersuchung, die GERAC- und die ART-Studien (Acupuncture Randomized Trials), die Vermutung, es gebe sogenannte Energieleitbahnen (Meridiane) im Körper, in denen sich durch das Nadeln spezieller Punkte der Fluss der Lebensenergie (Qi) gezielt anregen lasse, nicht bestätigt hat; und:

»Aus Sicht der westlichen, evidenzbasierten Medizin muss man daher nach anderen Wirkmechanismen Ausschau halten, wenn man der Akupunktur zu wissenschaftlicher Anerkennung verhelfen will.« Schließlich: »Energiebahnen nach der traditionellen Vorstellung gibt es wahrscheinlich nicht.«

Auch der Hirnforscher Florian Beissner[20], der u. a. daran forscht, ob es ein Meridiansystem gibt oder nicht, äußert sich in dem schon erwähnten Podcast kritisch. Zurzeit liegen laut ihm keinerlei wissenschaftlich belastbare Beweise für das Vorhandensein eines solchen Meridiansystems vor. Doch woher stammt dann eigentlich die Idee von den präzise verlaufenden Energiebahnen? Woher stammen all die Lehrtafeln, die heute in den Sprechzimmern der Akupunkteure und der Psychotherapeuten der Energetischen Psychologie hängen? Glaubt man der Wissenschaftsredaktion der *ZEIT*, dann sind es Kunstprodukte aus den 50er-Jahren des vergangenen Jahrhunderts:

»Damals, kurz nach der Gründung der Volksrepublik China, gab Mao die Parole von der chinesischen Medizin als einer ›Schatzkammer‹ aus, deren Schätze mithilfe der modernen Wissenschaft zu heben seien. Eine von der Regierung eingesetzte Kommission mühte sich daher, die – zum Teil höchst disparaten – Lehren zusammenzutragen und in Einklang sowohl mit marxistischem Gedankengut als auch mit modernem wissenschaftlichem Denken zu bringen. Damals wurden zum Beispiel die Akupunkturpunkte und Energiebahnen festgelegt, und die Unschärfe in den alten Lehrschriften wurde durch wissenschaftlich klingende Exaktheit ersetzt. Aus strategisch-politischen Gründen wurde so das Konstrukt der TCM geschaffen, das dann von unterschiedlichen Schulen weltweit aufgegriffen wurde – aber mit den Ursprüngen zum Teil wenig zu tun hatte. Von einer ›Verhandlungslösung‹, die ›am grünen Tisch entstand‹, spricht in diesem Zusammenhang der Sinologe und Medizinhistoriker Paul Unschuld. Der Direktor des 2006 gegründeten Stiftungsinstituts für Chinesische Lebenswissenschaften an der Berliner Charité hält die westliche Euphorie für die TCM für naiv« (Schnabel 2008, S. 44).

Die Akupunkturpunkte wurden in den alten chinesischen Schriften gar nicht so exakt beschrieben, wie wir dies heute kennen. Teilweise

20 https://www.inside-brains.com/de/florian-beissner-ueber-kampfsport-und-heilkunst/ [10.11.2020].

lagen die beschriebenen Punkte in den verschiedenen Abbildungen an zehn Zentimeter weit auseinanderliegenden Orten. Von einer Punktspezifität im heutigen Sinne kann also nicht die Rede sein. Somit sprechen manche Akupunkteure lieber von reaktiven Arealen (ebd.), die es zu finden und zu nadeln gilt.

Akupunktur hilft also, man weiß aber immer noch nicht genau, warum. Dass es bei der Körperstimulation vermutlich nicht wirklich um die Akupunkturpunkte geht, zeigt eben auch die bereits erwähnte Untersuchung von Waite und Holder (2003). Die Teilnehmer klopften, in der Experimentalgruppe EFT-Punkte, in den Kontrollgruppen irgendwelche Punkte auf dem Arm oder aber EFT-Punkte auf einer Puppe, und in der dritten Gruppe wurde nicht geklopft. Die stärksten Veränderungen zeigten die Teilnehmer, die irgendwelche Punkte klopften, sowie diejenigen, die die Akupunkturpunkte auf einer Puppe klopften.

Hier sei an die Untersuchungsergebnisse von Martin Grunwald (siehe S. 56, 91) erinnert, der Beobachtungen beschreibt, nach denen das einfache Sich-selbst-Berühren von unter Stress stehenden Probanden zu einer Stressreduktion geführt hat. Oder es sei an die Erklärungen von Gerald Hüther (siehe S. 55, 91) erinnert, der eine Verstörung von miteinander assoziierenden neuronalen Netzwerken als einen wesentlichen Wirkfaktor für emotionale Veränderungen proklamiert. Alles Wirkhypothesen, die, wissenschaftlich gesehen, nachvollziehbarer und bestätigter sind als die Erklärungsmodelle der TCM und der fernöstlichen Akupunkturlehre.

Trotz fraglicher Notwendigkeit bzw. fraglicher wissenschaftlicher Sinnhaftigkeit, nun unbedingt die Akupunkturpunkte zu beklopfen, ergibt es dennoch Sinn, genau diese Punkte zu nutzen, da sie eben als Behandlungspunkte in der Medizin seit Jahrtausenden bekannt und somit als Teil eines Heilungsrituals eingeführt sind. Sicherlich dienen sie auch als Metapher für Heilung, was einen zusätzlichen hypnotherapeutischen Nebeneffekt haben dürfte. Vielleicht aber erlaubt die Akupunkturpunktmetapher einfach nur, dass man sich selbst berührt, ohne dies irgendwie abwegig zu finden: Akupunkturpunkte quasi als Scheinerklärung für die Selbstberührung. Jedenfalls haben sich die Akupunkturpunkte ja in der Praxis sowohl in der Akupunktur als auch in der Energetischen Psychologie als durchaus sehr wirksam erwiesen. Es ist jedoch durchaus vorstellbar, dass spätere Studien zeigen werden, dass andere Körperpunkte, andere *Körperstimulationen* bzw. andere

Bewegungsmuster genauso wirksam sind wie – ggf. auch wirksamer sind als – das Beklopfen der Akupunkturpunkte. Bis dahin empfiehlt es sich, auch weiterhin die den meisten Menschen bekannten Akupunkturpunkte zu nutzen.

Doch wie sieht es denn nun mit der Studienlage zu den Klopftechniken aus? Auf die beiden Übersichtsarbeiten von Antonia Pfeiffer (2018) und Christof Eschenröder (2018) wurde ja bereits hingewiesen. Hier seien ein paar dieser Ergebnisse aufgeführt. Bei allen diesen Studien handelt es sich ja um Klopfstudien, die mittels der Klopftechnik EFT durchgeführt wurden. Es werden also viele Punkte beklopft, während man an die belastende und zu verändernde Emotion denkt. Genauso wird in der PEP geklopft. Somit kann man die Studienergebnisse zu den EFT-Klopftechniken ohne Problem auf die Klopfinterventionen der PEP übertragen. PEP würde nur vermutlich noch bessere Ergebnisse erzielen, da mit den Big-Five-Lösungsblockaden und dem KKT (Kognitions-Kongruenz-Test) eine dezidierte, strukturierte und standardisierte Diagnostik unbewusster psycho- und systemdynamischer Blockaden vorliegt. Gerade im Bereich von parafunktionalen Loyalitäten dürfte dies einen enormen Vorteil verschaffen. Auch das zur PEP dezidiert dazugehörende hochstrukturierte Selbstwerttraining ermöglicht natürlich, weit mehr am Selbstwertthema zu arbeiten, als es das reine Klopfen oder die standardisierten Affirmationen der Klopftechniken in der Lage sind zu tun. Vermutlich werden sich aber auch die anderen Klopftechniken im weiteren Verlauf differenzieren und psychotherapeutischer werden.

In einer Metaanalyse von Clond (2016) wurden 14 randomisierte kontrollierte Studien (RCT-Studien) zu Angst als Outcome-Parameter untersucht. Eingeschlossen waren 658 Teilnehmer, 293 in der Klopf-Gruppe (EFT) und 365 in der Kontrollgruppe. In sechs Studien gab es eine einzelne Sitzung, in acht Studien drei oder mehr Sitzungen. Die Effektstärke in der Klopf-Gruppe lag bei $d = 1{,}23$, $p < 0{,}001$, also klinisch hoch signifikant. Die größte Effektstärke zeigt sich in der PTSD-Gruppe mit $d = 1{,}75$ ($p < 0{,}001$). Die zweitgrößte in der Gruppe spez. Phobien $d = 1{,}68$ ($p < 0{,}001$). Allerdings wiesen die Studien verschiedene Schwächen auf (Rekrutierung und Durchführung). Dennoch gibt diese Metaanalyse Hinweise darauf, dass Klopftechniken in relativ kurzer Behandlungszeit Ängste signifikant reduzieren können. Am stärksten reagieren Ängste bei PTBS und bei speziellen Phobien.

In einer von Church et al. (2013) durchgeführten Studie bekamen PTSD-Patienten (100 % der Patienten litten nach PCL-M unter einer PTSD) sechs Stunden Klopftechnik (EFT). Danach zeigten nur noch 10 % der Klopf-Gruppe die Kriterien einer PTSD. In der Kontrollgruppe mit allgemeinmedizinischer Versorgung hatten noch 96 % PTSD-Symptome.

Nach Abschluss der Wartezeit erhielt diese ebenfalls sechs Stunden EFT-Klopftechnik. Danach zeigten nur noch 14 % der Veteranen Kriterien einer PTSD. Besonderheit war, dass Teilnehmer aus verschiedenen Kriegen inkl. Zweiter Weltkrieg an der Studie teilnahmen, also auch chronifizierte Verläufe vorhanden gewesen sein dürften. An dieser Stelle wäre es natürlich sehr interessant, die jeweils 10 % und 14 % Nonresponder auf die Klopfintervention mittels Big-Five-Lösungsblockaden und KKT zu untersuchen und tiefergehend zu behandeln. Gerade das Phänomen der parafunktionalen Loyalität gefallenen Kameraden gegenüber, aber auch Selbst- und Fremdvorwürfe würden sich mittels PEP dezidiert herausarbeiten und behandeln lassen, was zu einer weiteren Zunahme der Wirkung führen dürfte.

In einer Metaanalyse zu Klopfstudien von Sebastian et al. 2017 (Explore NY), in der sieben zugelassene RCT-Studien die Anforderungen der American Psychological Association der Div 12 erfüllten, ergab die Effektstärke für alle sieben Studien 2,96, ($p < 0{,}001$). Zweifache Berechnung von zwei unabhängigen Statistikern.

Die Ergebnisse der bisher vorliegenden Studien hat die US Veterans Administration (VA) dazu veranlasst, Klopftechniken (EFT) bei Veteranen zu empfehlen: »The approval means that VA therapists will be able to use EFT with their clients suffering from PTSD, depression, anxiety, pain and other conditions«[21].

Die Studienlage zu den Klopftechniken macht also zuversichtlich, dass das, was Kliniker seit Jahren beobachten, sich nun auch in Studien abbildet, was zu einer weiteren Anerkennung und Verbreitung der Klopftechniken und PEP führen dürfte.

---

21 http://www.huffingtonpost.com/entry/veterans-administration-approves-eft-emotional-freedom_us_597fc82ee4b0cb4fc1c73be2 [10.11.2020].

16. *Was muss ich als Klient meinem Therapeuten erzählen, damit wir klopfen oder es lassen?* Indikation – Kontraindikation

Es gibt, jenseits der standardisierten Diagnosemanuale ICD und DSM formuliert, zwei psychodynamisch wirksame Hauptindikationen für die Klopftechniken bzw. für PEP:

- belastende, negative oder falsch positive, para-/dysfunktionale Emotionen
- para-/dysfunktionale Kognitionen bzw. Glaubenssätze und Beziehungsmuster (Big-Five-Lösungsblockaden).

Hinsichtlich der klassischen Diagnosesysteme kann gesagt werden, dass sich sämtliche Störungen, die mit einer hohen emotionalen Beteiligung einhergehen, sehr gut behandeln lassen: posttraumatischer Stress, Ängste, depressive Störungen, andere para-/dysfunktionale Emotionen wie z. B. Wut, Ärger, Neid, Eifersucht, natürlich nur dann, wenn sie para-/dysfunktional sind. Auch jegliche ambivalente Anliegen lassen sich mittels PEP und hier vor allem unter Zuhilfenahme des KKT gut angehen. In der Suchtmedizin können auch Craving (Suchtdruck), falsch positive Emotionen bezüglich des Suchtstoffes und die massiven Selbstentwertungen suchtkranker Menschen gut mittels der Klopftechniken und noch besser mit PEP behandelt werden. Je komplexer jedoch die sogenannten *strukturellen Störungen* sind, desto weniger wirksam scheinen die Klopftechniken allein zu sein, bzw. desto differenzierter sollten sie auch angewandt werden. So kann es z. B. sein, dass sich komplex traumatisierte Klienten nicht selbst berühren, also beklopfen, mögen. Dies teils auch, da das Klopfen in diesen Fällen ein Triggerreiz für das traumatische Erleben sein kann. Viele Patienten mit der Diagnose einer Borderline-Persönlichkeitsstörung und Patienten mit Traumafolgestörungen jedoch nutzen das Klopfen zur Selbstberuhigung bzw. als emotionale Selbstmanagementtechnik sehr gern. Hierbei ist es wichtig zu unterscheiden, dass das Klopfen zum einen als emotionale Selbstberuhigungsmaßnahme und zum anderen als Behandlungstool zur direkten Bearbeitung von traumatischem Material in einer Traumaexposition genutzt werden kann, genauso wie dies bei EMDR oder der Screentechnik geschieht. Erfahrungsgemäß verläuft die Behandlung von traumatischen Erinnerungssequenzen mit Klopfen jedoch wesentlich schonender und mit weit weniger sogenannten Abreaktionen als bei EMDR. Traumatherapeuten, die auch mit den Klopftechniken oder der PEP arbeiten, berichten überdies einhellig, dass Patientinnen das Klopfen von Körperpunkten häufig sehr erfolgreich zum emotionalen Selbstmanagement gegen starke negative Gefühle und hohe Arousals anwenden und somit weniger dissoziieren (und sich demzufolge auch weniger selbst verletzen).

Gerade im Bereich der Traumatherapie sehen viele erfahrene Therapeuten die Zukunft des Klopfens und vor allem von PEP, da neben dem Phänomen der Selbstberuhigung die diagnostische Nutzung der Big-Five-Lösungsblockaden und des »Symptoms als letztem Zeugen« und deren Behandlung gerade bei traumatisierten Patienten eine entscheidende Rolle spielen (ausführlich hierzu siehe auch Nottelmann, 2019).

Natürlich gibt es mittlerweile auch diejenigen Kollegen, die vor der Anwendung des Klopfens in der Traumatherapie warnen. Erstaunlicherweise sind dies nach meiner Beobachtung jedoch nur Vertreter bzw. Fortbildungsanbieter anderer Methoden und Techniken. Sie erleben das Klopfen vermutlich als Konkurrenz, und somit ist ihre Ablehnung augenscheinlich aus wirtschaftlichen Gründen bzw. aus Gründen einer gewünschten Deutungsmacht durchaus nachvollziehbar. Wem die Behandlung traumatisierter Menschen wirklich am Herzen liegt, der wird an den positiven Berichten Hunderter von Traumatherapeuten nicht vorbeikommen. Neue Methoden und Techniken machen ja auch häufig einen gewissen Dreisprung durch: Sie werden zunächst verlacht, dann bekämpft und letztendlich beklaut, also die Erfahrungen und Erkenntnisse werden in andere Methoden und Techniken integriert. Man sollte sich also nicht wundern, wenn demnächst auch in der Verhaltenstherapie und in der allgemeinen Traumatherapie, zwei Bereiche, die ja immer wieder neue wirksame Ansätze integriert haben, flächendeckend geklopft wird. Innovative Verhaltenstherapeuten, wie Beverly Jahn, Lehrbeauftragte und Dozentin an verschiedenen verhaltenstherapeutischen Ausbildungsinstituten in Deutschland, sprechen bereits seit Jahren von der »vierten Welle der VT«. Nach kognitiver und emotionaler Wende sowie der Integration von Achtsamkeit gehe es laut Jahn nun um die Integration des Körpers, der bisher leider eine Tabuzone in der akademischen

Psychotherapie darstellte. Jahn ist es ein Anliegen, dieses Tabu zu brechen, und sie schreibt dazu:

> »Insbesondere die klinisch erprobten und inzwischen unverzichtbaren Tools der bifokal-multisensorischen Ansätze, wie z. B. insbesondere PEP, bilden diesbezüglich eine gewinnbringende Erweiterung und Bereicherung des Interventionsspektrums« (pers. Mitteilung in einer E-Mail vom 28.06.2013, siehe auch Jahn, 2019).

Ob die Klopftechniken oder PEP bei den klassischen psychiatrischen Störungen wie den Schizophrenien, den affektiven und schizoaffektiven Psychosen sowie bei den meisten Persönlichkeitsstörungen nützlich sind, muss noch untersucht werden. In akuten Phasen dieser Erkrankungen sind die Klopftechniken meist kontraindiziert, u. a. deswegen, da sie dann gar nicht zu wirken scheinen. Einige Anwender machen jedoch gute Erfahrungen mit chronisch psychotischen Patienten außerhalb von akuten Erkrankungsphasen. Vor allem zur Behandlung von Ängsten und zur Selbstwertsteigerung scheint PEP hilfreich zu sein. Eine weitere relative Kontraindikation liegt vor, wenn ein Klient sich zunächst jemandem mitteilen möchte, sein Leid sozusagen vor einem Zeugen aussprechen möchte. Ein zu frühes Klopfen könnte leicht als Desinteresse an der Person des Klienten oder seiner schmerzlichen Erfahrung missverstanden werden – wenngleich es sehr hilfreich sein kann, wenn der Klient die 16 Punkte klopft, während er dabei das belastende Erleben erzählt. Und natürlich stellt es eine Kontraindikation für das Klopfen dar, wenn der Klient im Sinne von de Shazer ein *Besucher* oder *Klagender* ist.

17. *Vorsicht, PEP! Die Arbeit könnte leichtfallen und (wieder) Spaß machen* – Psychohygiene und Prophylaxe gegen Burn-out und Traumatisierung

Die Arbeit als Psychotherapeut und vor allem als Traumatherapeut stellt unter Umständen ein gesundheitliches Risiko dar. Da es zur psychotherapeutischen Arbeit unabdingbar gehört, als ganze Person und vor allem mit seinen echten eigenen Gefühlen in Beziehung zu treten und empathisch zu sein, besteht auch ein gewisses Risiko, sich sozusagen an den Emotionen, den Kognitionen und an den belastenden Erlebnissen von Klienten *anzustecken*. Dies kann zu Burn-out-Phänomenen oder im schlimmsten Fall zu einer sekundären Traumatisierung führen. Im Rahmen einer explorativen Studie konnte Daniels (2008) aufzeigen, dass sich tatsächlich ohne direkten Kontakt zum Ausgangstrauma eine solche »übertragene« Traumatisierung herausbilden kann. Sie äußert sich in Form von PTBS-ähnlichen Symptomen, kann aber in schweren Fällen auch über diese hinausgehen. Vielen Psychotherapeuten ist es vermutlich gar nicht klar, dass es die Gefahr der sekundären Traumatisierung für Therapeuten gibt. Die Psychologin Daniels hat zu dem Phänomen der sekundären Traumatisierung intensiv geforscht und bietet auf ihrer Homepage[22] die Möglichkeit für Psychotherapeuten an, einen Fragebogentest zum eigenen aktuellen Risiko auszufüllen. Die Daten werden automatisiert ausgewertet, und eine Rückmeldung über das aktuelle Risiko wird angezeigt.

Daniels (2008) stellt fest, dass nicht nur die *Symptome* der sekundären Traumatisierung, sondern auch die *Ätiologie* der der PTBS zu ähneln scheint. Der relevanteste Risikofaktor sei in beiden Fällen die peritraumatische Dissoziation, also die Dissoziation zum Zeitpunkt der Konfrontation mit der traumatisierenden Situation bzw. Wahrnehmung. Mit neuropsychologischen Modellen lasse sich erklären, warum es selbst für Therapeuten in der therapeutischen, also äußerlich sicheren Situation zu einer traumatischen Verarbeitung kommen kann. Dazu tragen laut Daniels drei Prozesse bei, die im

---

22 http://www.sekundaertraumatisierung.de [10.11.2020].

menschlichen Organismus angelegt sind: Empathie, Kindling und Dissoziation.

- Die Empathiefähigkeit stellt sowohl eine notwendige Bedingung für die therapeutische Arbeit als auch einen Risikofaktor für die Entwicklung einer sekundären Traumatisierung dar. Sie ermöglicht die Übernahme von Emotionen, was wiederum zu:
- Kindling, einem Vorgang der Sensitivierung emotionsverarbeitender Gehirnregionen, führen kann. Dieses bedinge dann die:
- dissoziative Verarbeitung von Traumamaterial seitens des Therapeuten.

Ausformuliert leitet Daniels (ebd.) folgende Ätiologiehypothese für die sekundäre Traumatisierung ab:

> »Durch die Konfrontation mit Traumamaterial kommt es wiederholt zu einer durch die Spiegelneurone vermittelten Angsterregung. Diese führt zu einem Kindling der Amygdala. Die unterschwellige intermittierende Reizung, die die Voraussetzung für das Kindling der Amygdala ist, entsteht also durch die über die Spiegelneurone vermittelte emotionale Resonanz auf mehrere traumatisierte Klientinnen. In der Folge würden geringe Aktivierungen zu einer Überschreitung der Aktivierungsschwelle führen, sodass die Therapeutin intensive Emotionen von Angst, Entsetzen oder Hilflosigkeit erlebt, die der aktuellen äußeren Situation nicht angemessen sind. Aufgrund der intensiven emotionalen Beteiligung kommt es bei den Therapeutinnen zu einer peritraumatischen Dissoziation. Diese bedingt den Ausfall der Selbst-Fremd-Differenzierung sowie eine Enkodierung der Traumabeschreibungen ohne Kontextinformationen. Diese Verarbeitung führt zu den beschriebenen Intrusionen sowie dem Gefühl aktueller Bedrohung.«

Gerade die von Daniels beschriebenen intensiven Emotionen wie Angst, Entsetzen oder Hilflosigkeit und die aufgrund der intensiven emotionalen Beteiligung eintretende reaktive peritraumatische Dissoziation stellen ja Indikationen ersten Ranges für die Klopftechniken und für PEP dar. Traumatherapeuten, die mittels Klopftechniken und mittels PEP mit Traumapatienten arbeiten, berichten einhellig, dass ihnen die Arbeit wesentlich leichter falle, dass sie sich nach traumatherapeutischen Sitzungen weniger belastet fühlten und dass sie weniger von dem belastenden therapeutischen Material mit nach Hause nähmen. Viele erwähnen explizit, dass sie das Sich-selbst-*Mitbeklopfen* und die sich wiederholenden Selbststärkungsübungen während der Sitzungen als entlastend und eigenen Stress reduzierend erleben würden. Viele berichten, dass sie die Klopftechnik explizit nutzen, um durch die Behandlung aufkommende belastende Emotionen und para-/dysfunktionale Gedanken auch nach den Sitzungen zu behandeln. Aufgrund der durchweg positiven Berichte von klopfenden Traumatherapeuten vergleicht Daniels in einer Studie klopfende Traumatherapeuten mit nicht klopfenden Traumatherapeuten hinsichtlich der Gefahr einer sekundären Traumatisierung bzw. hinsichtlich der Prophylaxe gegen eine solche Traumatisierung.[23]

Auch Psychotherapeuten und Coachs, die nicht mit traumatisierten Klienten arbeiten, berichten, dass sich die Integration des Klopfens und die modellhafte Vorformulierung der Selbststärkungsübung nicht nur kurzfristig, sondern auch mittel- und langfristig günstig auf den eigenen Gefühlshaushalt und auf die Selbstbeziehung auswirken. Dies sind natürlich zunächst alles nur klinische Beobachtungen. Wissenschaftliche Untersuchungen auch dieser die Therapeuten betreffenden Beobachtungen sollten natürlich in der Zukunft erfolgen.

---

23 Persönliche Mitteilung, siehe auch:
https://rug.eu.qualtrics.com/jfe/form/SV_4UaFhm2N002EvbL [10.11.2020].

18. *Wie geht'n das nun?* Praktischer Teil: PEP als Selbsthilfetechnik

Da Erkenntnis bekanntlich erfahrungsabhängig ist, soll nun hier die Möglichkeit bestehen, Erfahrungen im Sinne von emotionalem Selbstmanagement mittels Klopfen zu machen. Weil eine *prozessorientierte* Selbstbehandlung für Ungeübte schwierig ist, stellt dieses Kapitel einen eher protokollorientierten Behandlungsalgorithmus dar (siehe auch Bohne 2019). Die einzelnen Tools und Übungen werden in der prozessorientierten Behandlung flexibel und kreativ miteinander kombiniert. Einige Aspekte, die im Buch bereits weiter oben beschrieben worden sind, werden sich in dem Selbstbehandlungskapitel wiederholen. Dies ist explizit gewollt, da so die Sinnhaftigkeit der einzelnen Übungen klarer wird und da gewährleistet sein soll, dass Leser, die zuerst den praktischen Teil lesen wollen, auch profitieren.

Wenn man nun also bei der Selbstbehandlung ein unangenehmes bzw. belastendes Thema oder Gefühl hat, welches man verändern möchte, so sollte man es sich zunächst auf einem leeren Blatt Papier notieren und sich während der Anwendung der Übungen zum emotionalen Selbstmanagement immer wieder auf zwei Ebenen fokussieren (gemäß der binokularen Brille, S. 40):

- der Ebene der para-/dysfunktionalen, unangenehmen bzw. belastenden Emotionen
- der Ebene der para-/dysfunktionalen Kognitionen bzw. Glaubenssätze und Beziehungsmuster (also der Big-Five-Lösungsblockaden).

Es bietet sich zunächst an, ein unangenehmes bzw. belastendes Thema zu wählen, das in der Zukunft liegt. Dies könnte ein öffentlicher Auftritt, ein heikles Gespräch oder irgendein Thema sein, das man vor sich herschieben möchte (z. B. Steuererklärung, Psychotherapiegutachten, jemanden anrufen).

Wenn man nun z. B. Angst vor öffentlichen Auftritten[24] hat, dann sollte man zum einen diese Angst und alle Ängste und anderen un-

24 Wie man Lampenfieber überwinden kann, ist auch in Bohne (2019) beschrieben.

angenehmen Gefühle, die man dahinter vermutet, aufschreiben, wie z. B.:

- Angst, zu versagen
- Angst, den Text zu vergessen
- Schamgefühle und Peinlichkeit
- etc.

... und man sollte die einschränkenden Gedanken und Beziehungsmuster (orientiert an den Big-Five-Lösungsblockaden) aufschreiben, wie z. B.:

- Öffentliches Auftreten ist gefährlich.
- Andere können das eh besser als ich.
- Ich werde bestimmt von den Zuhörern angegriffen.
- Ich bin nicht gut genug vorbereitet.
- etc.

Nun hat man sehr viel wirklich wichtiges diagnostisches Material gesammelt, Gefühle, Glaubenssätze und Beziehungsmuster. So versteht man besser, wie das aktuelle Problem (hier die Auftrittsangst) zusammengesetzt ist und an welchen Stellen man einen Veränderungshebel ansetzen kann. Ob ein Gefühl, ein Gedanke oder ein Beziehungsmuster überhaupt para-/dysfunktional ist, kann ohne Unterstützung durch einen Coach oder Therapeuten zu entscheiden schwierig werden. Hier wird deutlich, dass es trotz allen Selbsthilfepotenzials, welches die Klopftechniken haben, in den meisten Fällen immer noch sehr sinnvoll ist, sein Thema mit einem geschulten und erfahrenen Gegenüber anzugehen.

Wenn man geübt im Klopfen ist, kann man natürlich sofort nach Aktivierung des Themas mit dem Klopfen beginnen, auch ohne das Thema zuvor aufzuschreiben.

Die acht Schritte des emotionalen Selbstmanagements mittels Klopfen

Zur ersten Übersicht sollte man sich auf den folgenden Seiten die genaue und ausführliche Beschreibung des emotionalen Selbstmanagements mittels Klopfen und Selbstbeziehungsverbesserung durchlesen. Weiter unten ist dann eine Kurzform für den persönlichen emotionalen Selbstmanagementprozess abgebildet (S. 124), anhand derer man das eigene Thema direkt angehen kann. Man kann sein Thema allerdings auch mittels der längeren Erklärung bearbeiten. Es empfiehlt sich jedoch, sich zunächst den genauen Ablauf einmal zu vergegenwärtigen. In der ausführlichen Beschreibung wird auch erklärt, welche Funktion die einzelnen Übungen haben, sodass verstehbar wird, warum genau man was macht.

Am Anfang kann es hilfreich sein, das zu behandelnde Gefühl etwas zu verstärken, damit eine subjektive Belastung deutlich spürbar wird. Erfahrungsgemäß lässt sich das Thema dann auch besser mittels Klopfen verändern. Ein SUD zwischen 4 und 8 reicht aus. Hierzu kann die folgende Liste hilfreich sein:

Problemaktivierungshilfe

- Welches unangenehme oder belastende innere Bild gehört zu dem Thema? Was also erscheint vor Ihrem inneren Auge?
- Wo im Körper fühlt es sich besonders unangenehm an?
- Um welches Gefühl handelt es sich genau?
- Wie denken Sie über sich, da Sie dieses Problem haben?
- Was, glauben Sie, dass andere über Sie denken, weil Sie dieses Problem haben?
- Machen Sie sich einen Vorwurf bezüglich des Themas?
- Machen Sie irgendjemand anderem einen Vorwurf bezüglich des Themas?
- Haben Sie noch eine Erwartung jemand anderem gegenüber?
- Wie alt fühlen Sie sich jetzt gerade, wenn Sie an das Problem denken?

Die acht Schritte

1. *Fokussieren Sie sich auf das Thema bzw. das para-/dysfunktionale Gefühl, das Sie verändern wollen* (gegebenenfalls mittels der Problemaktivierungshilfe).
2. *Den Stress, die Belastung einschätzen.* Wie unangenehm fühlt sich dieses Gefühl auf einer Skala zwischen 0 und 10 *jetzt* an? 0 bedeutet: kein Stress bzw. Unbehagen, und 10 bedeutet: maximaler Stress bzw. maximales Unbehagen. Diese Einschätzung

des Stresses kann man nach jedem Klopfdurchgang, nach jeder Zwischenentspannung oder einfach zwischendrin immer wiederholen, um zu erkunden, was sich am Thema schon geändert hat.

3. *Überkreuzübung und Fingerberührübung.* Führt dazu, dass beide Hirnhälften besser miteinander kommunizieren.
   Überkreuzübung: Bei der Überkreuzübung sollte man darauf achten, dass sich die Positionen der Beine und Arme angenehm anfühlen.

   Bei den meisten Menschen ist dies der Fall, wenn der linke über dem rechten Knöchel liegt und der rechte Arm über dem linken liegt (siehe Abb. 2). Falls es jedoch anders ist, so ist das völlig in Ordnung. Jeder Anwender sollte jedenfalls eine für sich angenehme Position einnehmen.

   Wenn man die Augen geschlossen hält, sollte man sich ganz auf den Atem konzentrieren. Beim Einatmen kann die Zunge den Gaumen oben berühren, und beim Ausatmen sollte sie sich wieder lösen. Während der Übung kann man sich vor dem inneren Auge eine ausbalancierte Pendelwaage vorstellen, um so dem Gehirn ein Bild von Balance zu präsentieren. Man kann sich innerlich auch das Wort »Balance« sagen (um den auditiven Kanal zu aktivieren). Die Übung sollte ca. zwischen 30 Sekunden und zwei Minuten dauern.

   Fingerberührübung: Die Fingerspitzenberührübung ist eine Fokussierungs- und Zentrierungsübung. Sie soll dabei unterstützen, sich zentrierter bzw. innerlich mehr im Lot zu fühlen (siehe Abb. 3).

   Die Ellenbogen liegen am Körper seitlich an, und die Zunge kann wieder beim Einatmen den Gaumen oben berühren und sich beim Ausatmen wieder lösen. Für diese Übung kann man sich zwischen 30 Sekunden und zwei Minuten Zeit nehmen. Die Augen können geschlossen oder offen sein.

4. *Selbststärkungsübung:* Z. B.: »Auch wenn ich Stress vor öffentlichen Auftritten habe, liebe und akzeptiere ich mich so, wie ich bin.« Der Selbststärkungssatz wird (natürlich mit dem eigenen Thema formuliert) einmal laut ausgesprochen.[25]

---

25 Die Erfahrung hat gezeigt, dass ein einmaliges Aussprechen der Selbststärkungsaffirmation ausreicht. Sollten neue Aspekte zu dem Thema hinzukommen bzw. bewusstwerden, dann sollten diese auch wieder mittels der Selbststärkungsaffirmation ausgesprochen werden.

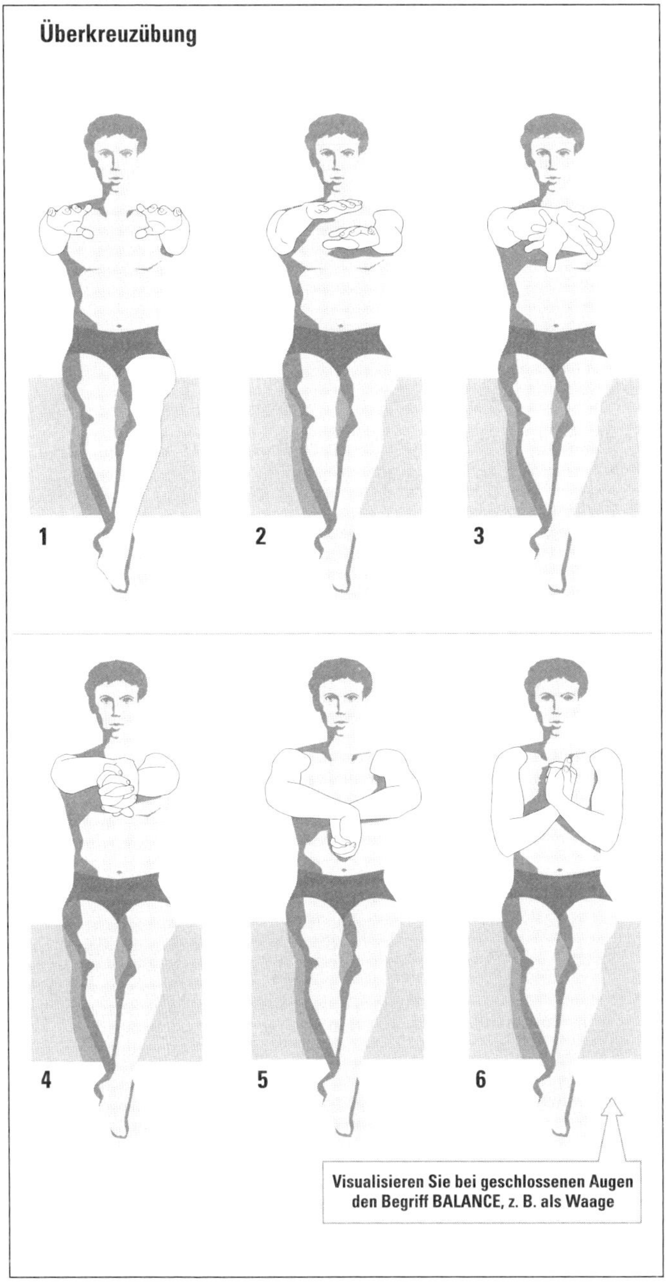

Abb. 2: Überkreuzübung

Fingerberührübung

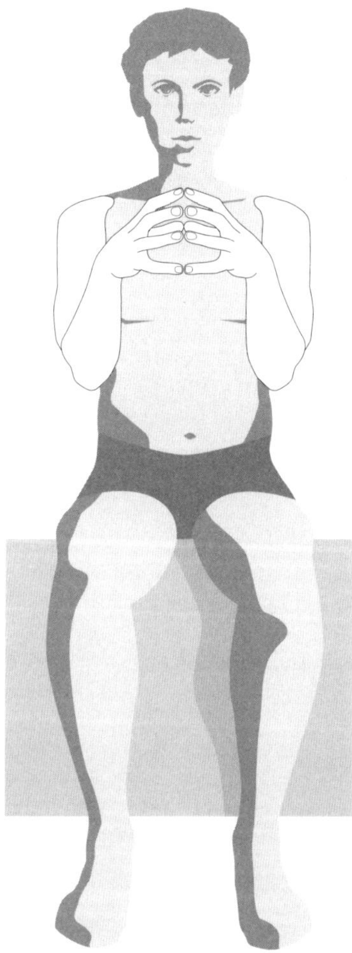

Abb. 3: Fingerberührübung

Mit der *Selbststärkungsübung* (siehe Abb. 4) werden para-/dysfunktionale, einschränkende Gedanken und para-/dysfunktionale Beziehungsmuster zunächst anerkannt, gleichzeitig steht man zu sich selbst bzw. bestärkt sich mittels Selbststärkung in einem Grundbedürfnis (Selbstbeziehung, Sicherheit/Orientierung, Autonomie). Es werden dezidierte Selbststärkungssätze, bezogen auf alle Aspekte des jeweiligen belastenden Themas, herausgearbeitet und laut ausgesprochen. Während des Aussprechens wird der sogenannte Selbststärkungspunkt[26] gerieben (also nicht geklopft). Sollte dies unangenehm sein, kann man auch die Handkante beklopfen. Der Selbststärkungspunkt ist der einzige Punkt, der gerieben und nicht geklopft wird. Es reicht, diesen Punkt ganz leicht zu reiben.

Auch nach der Selbststärkungsübung kann man sich wieder fragen, wie hoch der Stress nun auf einer Skala zwischen 0 und 10 ist. Es kann nämlich durchaus sein, dass das unangenehme Gefühl sich schon durch die Selbststärkungsübung deutlich reduziert hat. Es ergibt Sinn, sich lieber einmal mehr zu fragen, wo der Stress bzw. das Unbehagen gerade liegt, als einmal zu wenig. Denn die wiederholte Aufnahme des Kontakts mit dem emotionalen Stress hilft auch, belastende Gefühle zu reduzieren.

Selbststärkungsübung: Die selbststärkenden Aussagen haben immer die gleiche logische Struktur: »Auch wenn ich …, liebe und akzeptiere ich mich so, wie ich bin!« Ich liebe und akzeptiere mich *trotz* meiner Probleme, Einschränkungen und Unzulänglichkeiten bzw. *mit* ihnen. An diesem zweiten Teil des Satzes kann auch eine Selbststärkungsaffirmation aus den Bereichen Sicherheit/Orientierung oder Autonomie formuliert werden.

Interessant an der Formulierung »liebe und akzeptiere ich mich« ist, dass sowohl Verstand (»akzeptiere«) als auch das Gefühl (»liebe«) angesprochen werden. Diese selbststärkende Selbstannahme wirkt quasi auf zwei Ebenen und immunisiert so möglicherweise gegen

26 Der Selbststärkungspunkt entspricht dem in der Energetischen Psychologie sogenannten »wunden Punkt« bzw. dem »sore spot«, dies ist ein »neurolymphatischer Reflexpunkt«.

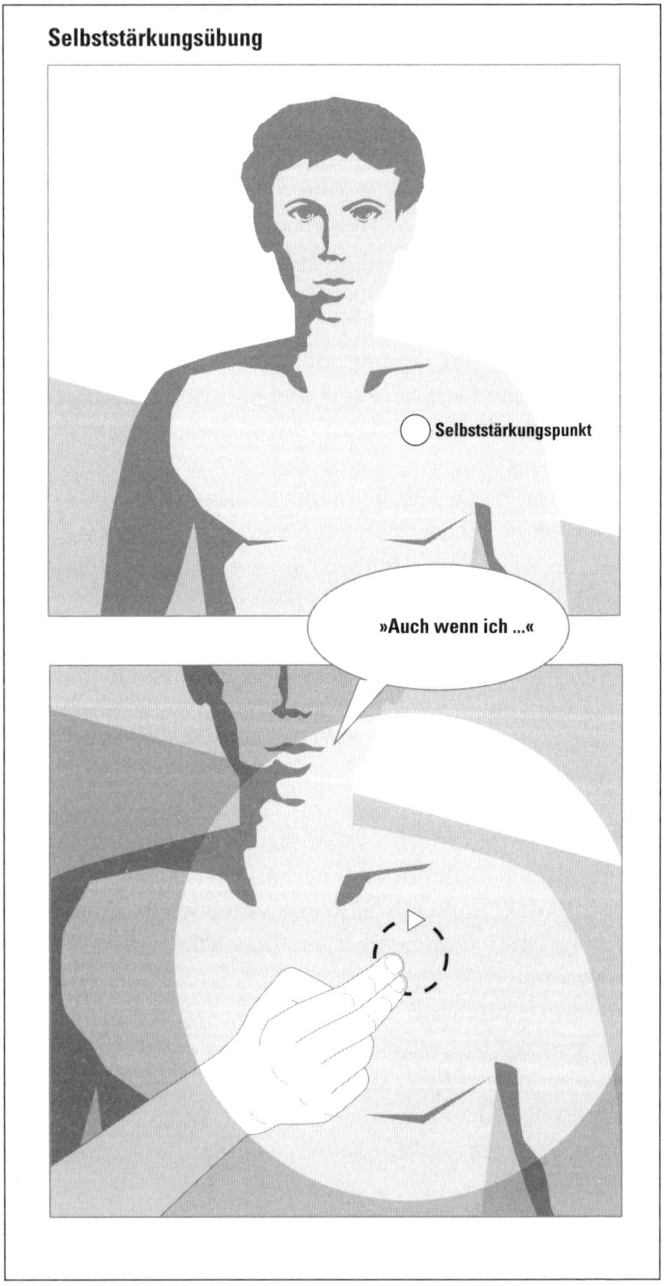

Abb. 4: Selbststärkungsübung

schwächende para-/dysfunktionale Selbstbeziehungsmanöver. Ganz nach dem Motto: »Wenn ich mich selbst akzeptiere und liebe, wer will denn da noch wider mich sein?« Viele Menschen können sich selbst aber nicht akzeptieren, gerade weil sie ja das Problem haben. Fatal daran, das Problem bzw. sich mit dem Problem nicht zu akzeptieren, ist, dass man mit dem Problem ebenjenen Persönlichkeitsanteil in sich ablehnt, der dieses Problem hat. Man lehnt also einen Teil von sich selbst ab: Nun ist man ja schon geschwächt durch das Leid bzw. das Problem und stresst sich zusätzlich noch mit der Selbstablehnung.

Sollte es im Falle der Selbstakzeptanzübung schwerfallen, den zweiten Teil der Selbstakzeptanzaffirmation auszusprechen, da man meint, gerade wegen des Problems nicht zu sich stehen zu können, könnte man eine verdünnte Form der Selbstakzeptanzaffirmation wählen (siehe S. 50).

Heilung hat immer etwas mit Ganzwerdung zu tun. Es mag für manche Anwender vielleicht paradox erscheinen, aber ein Problem kann man eben erst dann wirklich lösen und loslassen, wenn man akzeptiert, dass man es hat.

Man verbraucht meist unendlich viel Energie damit, seine Probleme vor sich und der Welt zu verbergen. Das ist zum einen eine Art Energieverschwendung, und zum anderen macht gerade diese Tatsache, *nicht* zu seinen Problemen zu stehen, uns angreifbar. Wenn man hingegen zu seinen Problemen und Unzulänglichkeiten steht, braucht man nicht mehr ganz so viel Angst vor Entlarvung zu haben. So gibt es zumindest schon mal eine Person, die zu einem steht. Wenn man sich jedoch im Geheimen etwas vorwirft und alle Energien darauf verwendet, nach außen makellos zu erscheinen, ist man angreifbar. Man gibt somit dem Vorwurf der anderen im Voraus schon recht. Steht man zu sich mit seinen Schwächen und Einschränkungen, immunisiert man sich so auch ein Stück gegen die Angriffe von anderen.

Man kann beobachten, dass Menschen, die die Selbstakzeptanzübung häufig praktizieren, sich nach geraumer Zeit mehr annehmen, lieben und akzeptieren können, auch ohne explizit die Selbstakzeptanzübung durchzuführen, also auszusprechen. Es lohnt sich also, etwas Zeit zu investieren. Man verändert so seine Grundhaltung sich selbst gegenüber, verbessert also seine Selbstbeziehung. Auch kann man die Beobachtung machen, dass nach häufiger Anwendung des emotionalen Selbstmanagements mittels Klopfen unangenehme Gefühle nicht mehr so eine anhaftende Wirkung in einem zu haben scheinen. Es zahlt sich also aus, viel zu klopfen, da man damit die *Klebrigkeit* para-/dysfunktionaler, belastender Gefühle verringert.

Mir ist sehr wohl bewusst, dass ein Teil der Leser oder ein Teil in manchen Lesern dieses Vorgehen vermutlich profan, absurd und simpel finden könnte. Auch ich bin immer wieder überrascht, mit wie wenig an Intervention man viel verändern kann. Sollte Ihre Skepsis jedoch überhandnehmen, könnten Sie sich auch auf die Skepsis fokussieren, sie auf der SUD-Skala einschätzen und, sich auf die Skepsis fokussierend, die Klopf- und Selbststärkungsübungen durchführen. Sie wären nicht der erste Anwender, der seine Skepsis mittels Klopfen und Selbststärkungsübung verändert hat. Vorausgesetzt natürlich, Sie möchten Ihre Skepsis reduzieren.

5. *Körperpunkte klopfen:* An die unangenehmen Dinge, die belastenden Gefühle denken, sie sich intensiv vorstellen *oder* aussprechen (z. B.: »Meine Angst vor öffentlichen Auftritten ...«) und währenddessen die Körperpunkte klopfen.

Mit dem *Klopfen der Körperpunkte* (siehe Abb. 5) *bei gleichzeitiger Fokussierung auf das Problem* werden also die para-/dysfunktionalen Emotionen reduziert. Dabei sollte man an das zu verändernde unangenehme Gefühl *denken,* das heißt Kontakt dazu aufnehmen, es imaginieren, sich vorstellen, sich in Resonanz mit ihm bringen, das Problem gegebenenfalls aussprechen und dann nacheinander die 16 Punkte oder die *Lieblingspunkte* beklopfen. Lieblingspunkte sind jene Punkte, die subjektiv besonders gut auf das Klopfen ansprechen, spontan eine große Entlastung bringen bzw. an denen besonders viel passiert, also sich viel emotionales Material prozessiert. Zunächst, wenn man noch nicht seine möglichen Lieblingspunkte kennt, können alle Punkte im Sinne einer Gießkannentechnik beklopft werden. Es kann auch sein, dass man keinen Unterschied zwischen den Punkten findet. Man kann mit den Fingerkuppen bzw. Fingerenden des Zeige- und Mittelfingers der rechten oder linken Hand auf die jeweiligen Körperpunkte klopfen. Je Punkt kann man zwischen fünf- und 25-mal klopfen (ca. zwei Schläge pro Sekunde). Während des Klopfens sollte man darauf achten, an welchem Punkt gegebenenfalls eine besonders starke (positive) Reaktion, Entlastung oder Entspannung auftritt bzw. an welchen Punkten viel psychodynamisches Material aktiviert wird. An diesen intuitiv gefundenen *(Lieblings-)*Punkten könnte man dann bis zu mehreren Minuten klopfen, da diese mit hoher Wahrscheinlichkeit aufgrund der positiven klinischen Reaktion wesentlich für den Betroffenen sind. Bei diesem Vorgehen handelt es sich um das intuitive Klopfen. Man schult sich dabei auch, immer besser in sich hineinzuspüren.

Anstatt nur an das Thema zu *denken*, könnte es in Einzelfällen auch sinnvoll sein, das Thema an jedem Punkt neu zu *benennen*, also auszusprechen, z. B.: »Meine Angst, mich bei öffentlichen Auftritten zu blamieren.« Hierbei ist es wichtig, das Problem möglichst konkret zu benennen.

Man kann entweder nur auf ein Gefühl, z. B. Angst, fokussieren oder, wenn mehrere Gefühle zu dem Thema gehören, gleichzeitig oder intermittierend an mehrere Gefühle denken, z. B. zusätzlich an Hilflosigkeit, Hoffnungslosigkeit etc. Sollte sich ein Gefühl nicht mit auflösen, sollte man den Klopfdurchgang ausschließlich mit diesem Gefühl wiederholen.

Sinn und Zweck des Aussprechens ist es, im Kontakt mit dem Problem zu bleiben, es sozusagen am Köcheln zu halten. Wenn man zu den Menschen gehört, die besser Kontakt zu einem Problem bekommen, wenn sie nur daran denken, es visualisieren, dann sollte man, ohne zu sprechen, daran denken, während man sich beklopft. Falls man mehr Kontakt zum Problem bekommt, wenn man es laut ausspricht, dann sollte man es benennen, während man sich beklopft. Man kann auch experimentieren, was einem besser gefällt, und das dann praktizieren. Vielleicht beobachtet man auch unterschiedliche Vorlieben, z. B. bei einer Angst ist es für einen besser, nur daran zu denken, und bei einer Wut spricht man diese vielleicht lieber laut aus. Wenn man das Problem ausspricht und es sich verändert bzw. ein anderes Thema oder Gefühl auftaucht, sollte dann dieses andere Gefühl fokussiert und im Falle des Aussprechens auch umbenannt werden. Es ergibt keinen Sinn, den ideodynamischen und sich inhaltlich verändernden Prozess mit dem Aussprechen immer gleichbleibender Erinnerungssätze zu stören. Nach jedem Klopfdurchgang kann man sich fragen, wo auf der Skala zwischen 0 und 10 der Stress nun liegt.

Die Klopfpunkte: Bei den 16 Punkten, die geklopft werden, handelt es sich um Akupunkturpunkte (siehe Abb. 5). Für die Anwendung des emotionalen Selbstmanagements mittels Klopfen ist es nicht nötig zu wissen, um welche Akupunkturpunkte es sich dabei genau handelt. Ganz im Gegenteil, das Meridiansystem der Traditionell Chinesischen

Klopfpunkte

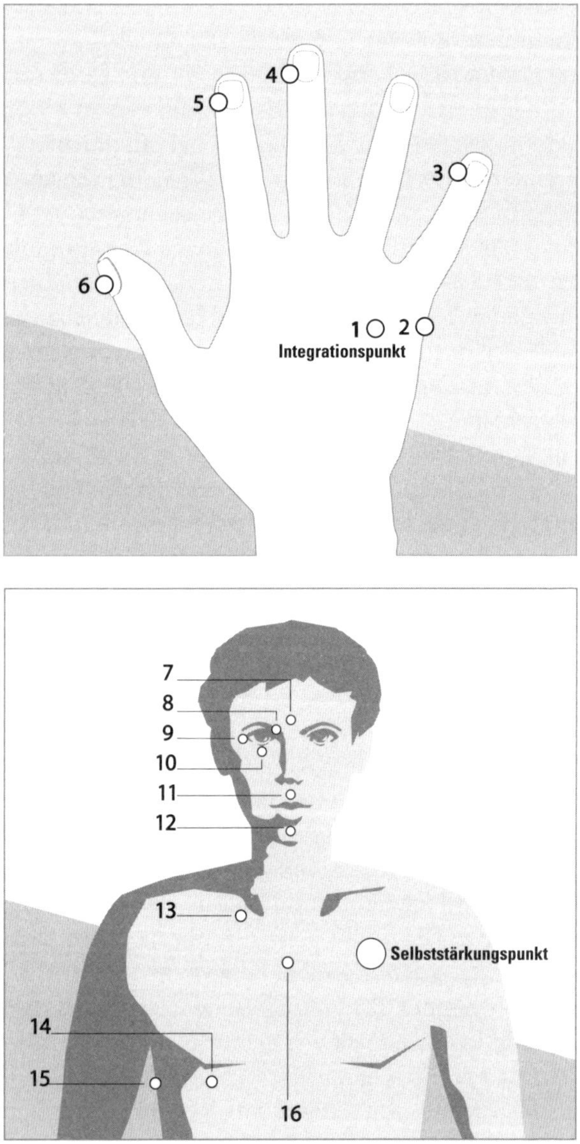

Abb. 5: Klopfpunkte

Medizin (TCM) ist ein hochkomplexes und somit für den Ungeübten sehr verwirrendes System. Ich schlage vor, sich beim Klopfen eine radikale Komplexitätsreduktion zu erlauben. Man muss nur wissen, wo die Punkte liegen, die man beklopft. Ansonsten läuft man Gefahr, dass sich die Verwirrung über die Komplexität des Klopfsystems in das zu verändernde Thema hineinschiebt. Das könnte den Veränderungsprozess stören. Die genaue Bezeichnung der Klopfpunkte kann bei Interesse in der weiterführenden Literatur nachgeschlagen werden (z. B. Hempen 2001; Müller 2001), ist aber überhaupt nicht nötig.

Beim Beklopfen der Punkte empfiehlt es sich, sehr genau darauf zu achten, an welchen Punkten man eine besondere Erleichterung verspürt oder an welchen man das Gefühl hat, dass sich sehr viel *Material*, also Gedanken und Gefühle aktivieren lassen bzw. prozessieren. An diesen Punkten (Lieblingspunkten) könnte man dann längere Zeit klopfen (mehrere Minuten oder bis nichts mehr passiert oder bis es einem langweilig wird). Ansonsten reicht es, pro Punkt zwischen fünf- und 25-mal zu klopfen und dann zum nächsten Punkt zu wechseln. Es reicht übrigens aus, die Punkte in einem Umkreis von ca. 5 cm zu treffen. Auf welcher Körperseite geklopft wird, ist auch gleich. Man kann mit den Seiten experimentieren und hineinspüren, ob sich die eine oder andere Seite für einen besser anfühlt oder ob dort mehr passiert. Auch die Reihenfolge scheint erfahrungsgemäß keine bedeutende Rolle zu spielen, wenngleich viele Klopfbuchautoren und Klopfkursanbieter meinen, man müsse eine bestimmte Reihenfolge einhalten. Ich habe mit den unterschiedlichsten Abfolgen gute Erfahrungen gemacht. Es empfiehlt sich jedoch unbedingt, sich eine Reihenfolge zu merken, damit man diese parat hat, wenn es darauf ankommt und man sie braucht.

Wenn Sie sich mehrfach beklopft haben, Ihr Körper und Ihr Gehirn das Klopfen also kennen, kann es sogar ausreichen, einfach nur an die Punkte zu denken, während Sie gleichzeitig an die unangenehmen Gefühle und Themen denken. Sollte das Klopfen unangenehm sein, könnte man die Punkte auch einfach nur halten und dabei bewusst atmen.

Nach dem Klopfen der Punkte zur Reduktion der belastenden bzw. unangenehmen Gefühle sollte man Zwischenentspannungen[27]

27 Die Zwischenentspannung wird in der Energetischen Psychologie auch 9-Gamut (engl. *gamut* = »Skala«, »Tonleiter«) genannt, was soviel wie Neunerabfolge bedeutet, da neun verschiedene sensorische Stimulationen erfolgen.

einlegen. Sollte sich der emotionale Stress nach *einem* Klopfdurchgang aufgelöst haben, könnte man auch gleich eine Abschlussentspannung anschließen.

Hier liegen die Klopfpunkte (die Seite ist egal):

1. auf dem Handrücken zwischen dem kleinen Finger und dem Ringfinger
2. an der Handkante, und zwar dort, wo sich eine Falte bildet, wenn man eine Faust schließt, in Höhe des Knöchels des kleinen Fingers
3. am Nagelfalz des kleinen Fingers
4. am Nagelfalz des Mittelfingers
5. am Nagelfalz des Zeigefingers
6. am Nagelfalz des Daumens
7. zwischen den Augenbrauen (sogenanntes drittes Auge)
8. auf der Augenbraue am Innenwinkel
9. am Auge seitlich
10. unter dem Auge, auf dem Jochbogen
11. unter der Nase
12. zwischen der Unterlippe und dem Kinn
13. ca. zwei Querfinger unterhalb des Schlüsselbeins, im Zwischenrippenbereich
14. zwischen der Brust und dem Rippenbogen
15. unter dem Arm, ca. eine Handbreit unter der Achsel (kann man auch mit der flachen Hand beklopfen)
16. im oberen Drittel des Brustbeins

6. *Zwischenentspannung* (ein Separator, eine Musterunterbrechung, auch zur Aktivierung unterschiedlichster neuronaler Areale): Der Integrationspunkt auf dem Handrücken wird dabei fortlaufend beklopft, während wir Augenbewegungen machen, summen, zählen und wieder summen (siehe Abb. 6).

Bei der Zwischenentspannung sollte man die ganze Zeit über den Integrationspunkt auf dem Handrücken beklopfen, dann:

- die Augen schließen
- die Augen öffnen
- nach unten rechts schauen
- nach unten links schauen
- die Augen 360° rechtsherum kreisen lassen

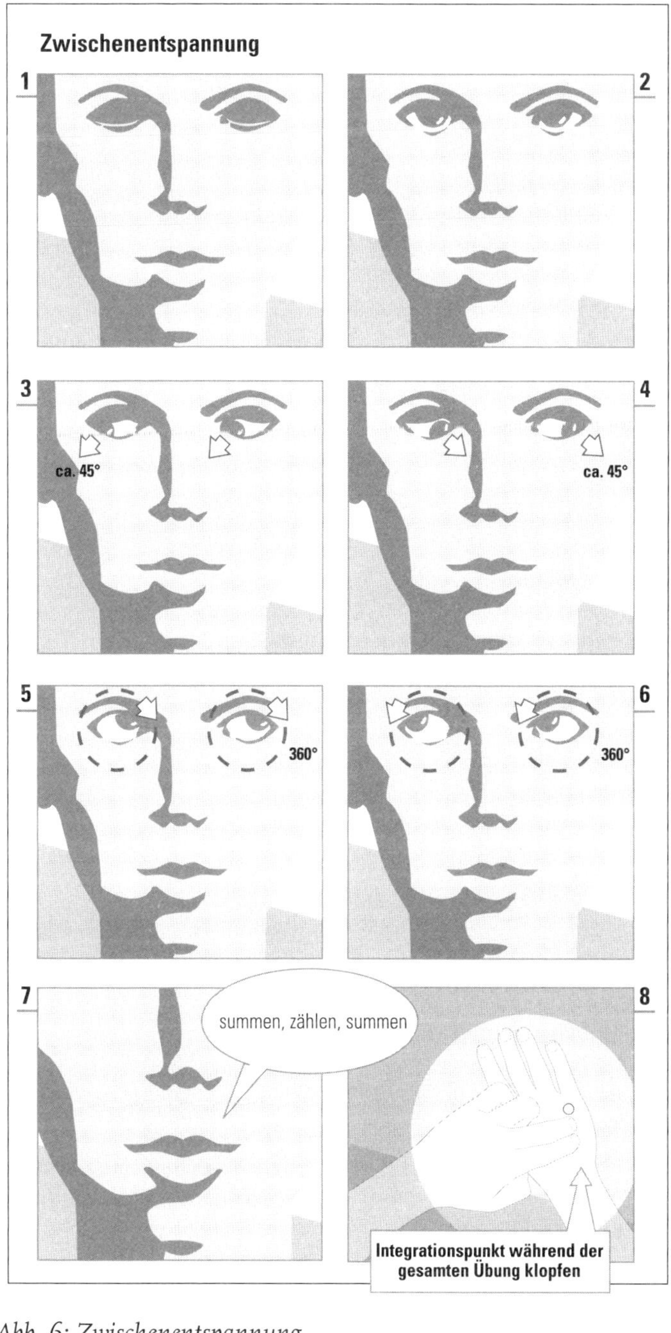

Abb. 6: Zwischenentspannung

- die Augen 360° linksherum kreisen lassen
- ein paar Töne oder eine Melodie summen
- von 7 rückwärts zählen oder eine Rechenaufgabe rechnen
- und wieder summen.

Nach der Zwischenentspannung kann man sich wieder fragen, wo der Stress auf der subjektiven Stressskala zwischen 0 und 10 liegt. Wenn er größer als 3 ist, kann man nochmals alle 16 Punkte bzw. seine Lieblingspunkte beklopfen, während man an das konkrete Problem *denkt* bzw. es *ausspricht*. Ändert sich der SUD nicht oder kaum, kann man direkt zur Analyse möglicher Big-Five-Lösungsblockaden und zu ihrer Behandlung übergehen.

7. *Körperpunkte-Klopfen* wiederholen (wie oben Punkt 5): an die unangenehmen, belastenden Dinge denken, sie sich intensiv vorstellen *oder* aussprechen (z. B.: »Meine Angst vor öffentlichen Auftritten …«) und zeitgleich die 16 Punkte bzw. seine Lieblingspunkte klopfen.

Sollte der Stress oder das Unbehagen nun noch über dem Wert 3 sein, so kann man das *Klopfen* folgendermaßen fortsetzen, um den Rest an Stress bzw. Unbehagen zu reduzieren, bis auf der Skala der Wert 3 erreicht ist:

- Zwischenentspannung (Punkt 6)
- 16 Punkte klopfen (Punkt 5 bzw. 7)
- Zwischenentspannung (Punkt 6)
- 16 Punkte klopfen (Punkt 5 bzw. 7)
- usw., bis der Stress, das Unbehagen kleiner/gleich 3 ist.

Wenn sich der SUD nicht verändert, wieder testen, ob eine der Big-Five-Lösungsblockaden vorliegt.

Danach kann man dann die *Abschlussentspannung* anwenden.

8. *Abschlussentspannung* (Abb. 7): Wenn der Stress also kleiner/gleich 3 ist, kann man wie bei der Zwischenentspannung die ganze Zeit über den Integrationspunkt auf dem Handrücken klopfen und dabei Folgendes machen:

- die Augen schließen
- die Augen wieder öffnen

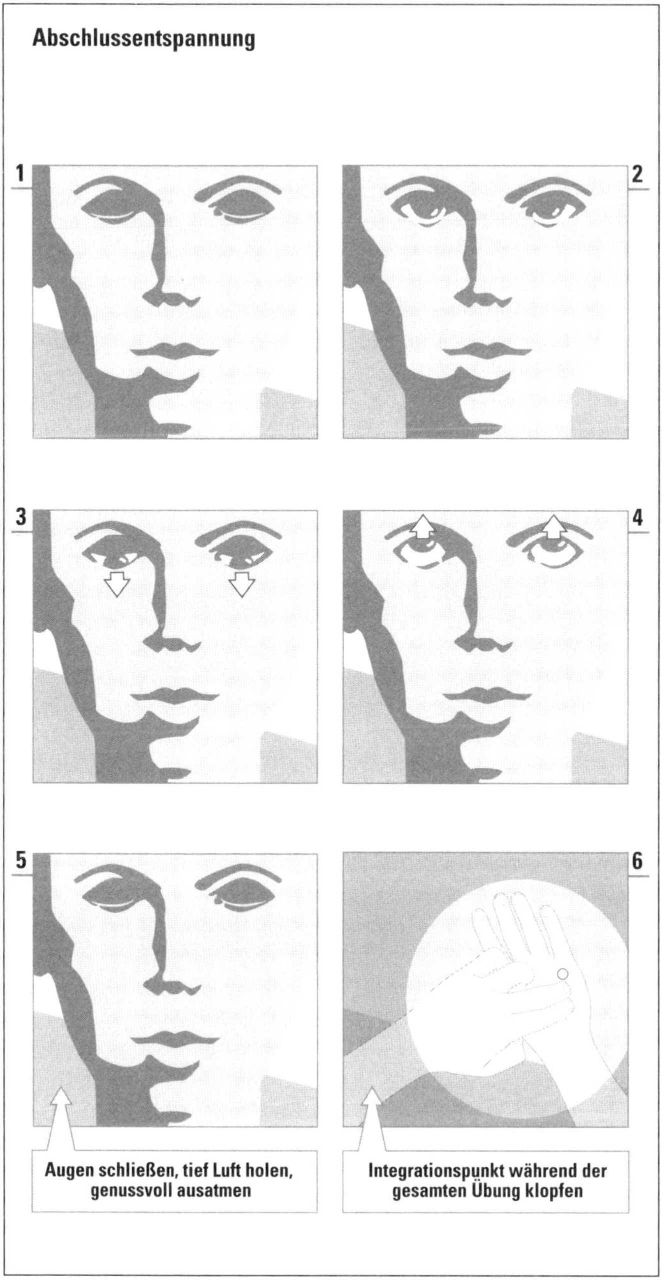

Abb. 7: Abschlussentspannung

- mit den Augen in ca. fünf Sekunden vom Boden bis zur Decke schauen
- die eigenen Augenbrauen fixieren und so ca. fünf bis zehn Sekunden nach oben schauen
- dann die Augen wieder schließen (weiter den Integrationspunkt auf dem Handrücken klopfen)
- tief Luft holen
- und *genussvoll* und *geräuschvoll* ausatmen.

Erst nach dem Ausatmen, also ganz zum Schluss, sollte man mit dem Klopfen des Integrationspunktes auf dem Handrücken aufhören.

Wenn man mehr Erfahrung mit den einzelnen Übungsschritten hat, kann man dazu übergehen, einzelne Übungsteile isoliert für sich anzuwenden. Man könnte z. B. vor einem öffentlichen Auftritt oder einer Präsentation nur die Überkreuzübung machen, da sie aussieht wie eine Dehnübung und in der Öffentlichkeit nicht ganz so kulturfremd wirkt wie das eigentliche Sich-selbst-Beklopfen. Manche Menschen denken sich auch nur noch die Selbststärkungsübung und berichten, dass dies für sie ausreiche, um nicht wieder in einen para-/dysfunktionalen Selbstbeziehungssog zu geraten. Wieder andere klopfen direkt ohne alles andere lediglich einige der Körperpunkte. Man sollte also möglichst frei und flexibel die unterschiedlichen Übungen nutzen, was nicht ausschließt, dass man den gesamten hier vorgestellten Ablauf für sich nutzt, was auch viele Menschen machen.

Kurzform des emotionalen Selbstmanagements mittels Klopfen

Man sollte sich zunächst die zu dem jeweiligen Thema gehörigen unangenehmen und belastenden Gefühle und die einschränkenden Glaubenssätze, Befürchtungen sowie mögliche Selbstvorwürfe, Fremdvorwürfe, Erwartungshaltungen, inneres Schrumpfen oder para-/dysfunktionale Loyalitäten aufschreiben, sofern sie einem bewusst sind, oder man denkt an sein Problem und beginnt dann einfach sofort mit dem Klopfen.

1. *Sich auf das belastende bzw. unangenehme Gefühl fokussieren, das man verändern will.*
2. *Wie unangenehm fühlt es sich auf einer Skala zwischen 0 und 10 jetzt an?* (Gegebenenfalls auf Blatt notieren.) Im weiteren Verlauf kann man sich nach jedem Teilschritt immer wieder fragen,

wie hoch der subjektive Stress noch ist. Diese Stellen sind mit einem * gekennzeichnet.

3. *Überkreuz- und Fingerberührübung* *
4. *Selbststärkungsübung bezüglich des Vorhandenseins des Problems und bezüglich möglicher para-/dysfunktionaler Kognitionen und Beziehungsmuster:* »Auch wenn ich ..., liebe und akzeptiere ich mich so, wie ich bin.« Einmal aussprechen. *
5. *Körperpunkte klopfen:* An die unangenehmen bzw. belastenden Dinge denken, sie sich intensiv vorstellen *oder* aussprechen (z. B.: »Meine Angst vor öffentlichen Auftritten ...«) und zeitgleich die 16 Punkte bzw. Lieblingspunkte klopfen. *
6. *Zwischenentspannung:* Der Integrationspunkt auf dem Handrücken wird dabei fortlaufend beklopft, während man Augenbewegungen macht, summt, zählt und wieder summt. *
7. *Körperpunkte klopfen:* An die unangenehmen bzw. belastenden Dinge denken, sie sich intensiv vorstellen *oder* aussprechen (z. B.: »Meine Angst vor öffentlichen Auftritten ...«) und zeitgleich die 16 Punkte bzw. Lieblingspunkte klopfen. *
8. Wenn der Stress kleiner/gleich 3 ist, erfolgt die *Abschlussentspannung*. Wenn der Stress noch über 3 ist, kann man abwechselnd die Akupunkturpunkte klopfen und im Wechsel die Zwischenentspannung wiederholen (gegebenenfalls mehrfach).

Wenn das emotionale Selbstmanagement mittels Klopfen nicht ausreichend funktioniert

Sollten die beschriebenen Übungen zum emotionalen Selbstmanagement die unangenehmen bzw. belastenden Gefühle nicht hinreichend reduzieren, liegt dies wahrscheinlich an einem der folgenden Beziehungsmuster, an einer der Big-Five-Lösungsblockaden:

1. Man macht sich einen Selbstvorwurf.
2. Man macht (immer noch) (einem) anderen Menschen einen Vorwurf.
3. Man verharrt noch in einer Erwartungshaltung ([einem] anderen Menschen gegenüber), von der man sich noch nicht gelöst hat.
4. Man schrumpft innerlich, fühlt sich also kleiner, jünger, hilfloser, abhängiger, als man in Wirklichkeit ist.
5. Man hat eine (unbewusste) Loyalität anderen (einem nahestehenden) Menschen gegenüber, die (auch) nicht erfolgreich,

gesund oder glücklich sein konnten, wollten oder durften, bzw. ist loyal zu einem Wertesystem, gegenüber dem man (unbewusst) nicht illoyal werden will. Es könnte sich auch um eine *intra*personale, also Loyalität auf Ego-State-Ebene handeln.

Zumeist wirft man sich beim Selbstvorwurf ja etwas vor, was man in dem Moment gar nicht anders gekonnt oder gewollt hat. Auch Vorwürfe, die man anderen, z. B. den eigenen Eltern, Lehrern, Vorgesetzten, Partnern oder Kollegen gegenüber macht, haben häufig eine massive selbstschwächende Wirkung. Macht man nämlich anderen Menschen Vorwürfe, dass diese einem z. B. Unrecht angetan haben, kann es sein, dass man sich dadurch selbst wieder zum Opfer macht und somit schwächt. Die Intervention bei Selbstvorwürfen und bei Vorwürfen anderen gegenüber ist zunächst wieder die *Selbstakzeptanz- bzw. Selbststärkungsübung* und dann die *Selbstverzeihübung* bzw. die *Verantwortung-beim-anderen-belassen-Übung.*

Wie man möglicherweise noch vorhandene Selbstvorwürfe oder Vorwürfe anderen gegenüber auflösen kann, ist auch auf den folgenden Arbeitsblättern 1 und 2 ersichtlich.

Arbeitsblatt 1: Selbstakzeptanz bei Selbstvorwürfen

»Auch wenn ich mir (immer noch) vorwerfe, dass ...., liebe und akzeptiere ich mich so, wie ich bin.« (Oder eben eine individuelle Formulierung der *Selbstakzeptanz*, ggf. mit Verdünnung)

Oder: »Auch wenn ich mir (immer noch) den Vorwurf mache, dass ...., liebe und akzeptiere ich mich so, wie ich bin.«

Nun folgt ein wichtiger Zwischenschritt: Man sollte sich fragen, ob man nicht anders gekonnt oder nicht anders gewollt hatte (bzw. kann oder will). Wenn man nicht anders *gekonnt* hatte, als so zu handeln, könnte man noch folgenden Satz zweimal laut aussprechen (dabei den Zeigefinger klopfen):

»Und jetzt verzeihe ich mir aus ganzem Herzen (oder: voll und ganz), da mir klar wird, dass ich nicht anders *konnte* – und dazu stehe ich jetzt!«

Der Zusatz »und dazu stehe ich jetzt« wird meist als sehr entlastend und selbstwertstärkend erlebt. Dabei könnte man noch die rechte Hand zur Schwurhand erheben.

Wenn man nicht anders ge*wollt* hatte, als so zu handeln, könnte man folgenden Satz zweimal laut aussprechen:

»Und jetzt verzeihe ich mir aus ganzem Herzen (oder: voll und ganz), da mir klar wird, dass ich zu diesem Zeitpunkt (aus guten Gründen) nicht anders *wollte* – und dazu stehe ich jetzt!«

Auch der Wille hat ja bekanntlich seine Berechtigung. Im Falle von Selbstvorwürfen sollte in jedem Fall eine Selbstakzeptanzübung gemacht werden, ggf. auch mit Verdünnungstechnik (Kap. 7), da ja durch den Selbstvorwurf die Selbstbeziehung belastet ist.

Arbeitsblatt 2: Selbstakzeptanz bei Vorwürfen anderen gegenüber

Bei Vorwürfen anderen gegenüber sollte man auf alle Fälle folgenden Selbststärkungssatz gemäß dem Beispiel ein- bis zweimal laut aussprechen: »Auch wenn ich Papa (oder Mama, Frau Geige, Herrn Lehrer etc.) (immer noch) vorwerfe, mich mit Musikunterricht gequält zu haben, liebe und akzeptiere ich mich so, wie ich bin.« Oder eine der anderen Selbststärkungsaffirmationen.

Jetzt Ihr persönlicher Satz: »Auch wenn ich .... (immer noch) vorwerfe, dass ...., bleibe ich in Sicherheit.«

Oder: »Auch wenn ich (immer noch) den Vorwurf mache,

dass ...., bestimme ich, was gut für mich ist.«

Auch hier sollte nun der Zwischenschritt erfolgen, bei dem man sich fragt, ob der andere nicht anders gekonnt bzw. nicht anders gewollt hatte: »Auch wenn .... nicht anders konnte/wollte, als mir dies anzutun, liebe und akzeptiere ich mich so, wie ich bin, und lasse die gesamte Verantwortung für sein/ihr Verhalten, diese Verletzung bei ihm/ihr!«

Man sollte bei diesem Thema bedenken, dass man bei parafunktionalen Vorwürfen selbst derjenige ist, der leidet, wenn man sich oder anderen einen Vorwurf macht.

Außerdem erreichen ja Vorwürfe, die man anderen macht, diese nicht unbedingt, geschweige denn, dass sie beim Gegenüber als belastend erlebt werden. Gemäß der folgenden Vermutung: »Während ich diesem Menschen gerade einen Vorwurf mache und mich dabei quäle, sitzt dieser vielleicht entspannt auf irgendeiner Terrasse, schaut aufs offene Meer hinaus, genießt sein Leben und schlürft dabei vielleicht gerade einen Campari.«

Man erreicht diejenigen, auf die man ärgerlich oder wütend ist, auf die man einen Groll hat, meist nicht wirklich. Wofür sollte es dann gut sein? Im günstigen Fall, anders formuliert: im Falle eines funktionalen Vorwurfs, ist Ärger ein handlungsmotivierendes Gefühl. Dann sollte man sich überlegen, in welche Handlung der Ärger münden könnte (z. B. Meinung sagen, Kontakt abbrechen etc.).

Sollte man sich oder anderen weiterhin Vorwürfe machen wollen, darunter aber leiden, könnte man folgende Selbststärkungsübung machen, also inklusive Reiben des Selbststärkungspunktes:

> Bei Selbstvorwürfen: »Auch wenn ich lieber weiterleide, anstatt mir zu verzeihen, liebe und akzeptiere ich mich so, wie ich bin.«
>
> Bei Vorwürfen anderen gegenüber: »Auch wenn ich lieber weiterleide, anstatt die Verantwortung bei .... (Name eintragen) zu belassen, gehe ich meinen ganz eigenen Weg« (oder andere Selbststärkungsaffirmation).

Bei eigener realer Schuld geht es natürlich immer erst darum, die Verantwortung für das Getane zu übernehmen. Ferner ist es wichtig, für einen Ausgleich zu sorgen. D. h., sich um Wiedergutmachung zu bemühen bzw. irgendetwas Gutes in die Welt zu bringen, das vielleicht als *Ausgleich* dienen könnte.

Bei **Erwartungshaltungen anderen gegenüber** wird folgendermaßen transformiert:

»Auch wenn ich von Person X erwarte, dass, ... z. B. er mich akzeptiert« (und dann eine Selbststärkungsaffirmation dranhängen, wie z. B.) »bestimme ich, was gut für mich ist« (oder eine der anderen Selbststärkungsaffirmation aus den Bereichen Selbstbeziehung oder Sicherheit/Orientierung). Danach dann weiter mit folgender Aufzählung, die den Preis der Erwartungshaltung benennt und humorvoll umbedeutet. Hier im Beispiel also nochmal von ganz oben:

1. »Auch wenn ich von Person X erwarte, dass er mich akzeptiert, bestimme ich, was gut für mich ist.
2. Auch wenn ich dadurch ein Ziel formuliert habe, das ich nicht erfüllen kann, sondern der andere erfüllen muss, bestimme ich, was gut für mich ist.
3. Auch wenn ich dem anderen dadurch Macht über mich und meine Gefühle gegeben habe, bestimme ich, was gut für mich ist.
4. Auch wenn ich mich dadurch an der Stelle einen Hauch versklavt habe, bestimme ich, was gut für mich ist.
5. Auch wenn ich dem anderen eine Fernbedienung für mich und meine Gefühle in die Hand gegeben habe, bestimme ich, was gut für mich ist.
6. Auch wenn ich ihm eine riesengroße Kiste Batterien gegeben habe, bestimme ich, was gut für mich ist.«

Sollte man sich nun eine positive Affirmation erarbeiten wollen, die einen darin unterstützt loszulassen, so sollte man auf den Benefit, also den Gewinn des Loslassens fokussieren. Bedenken Sie, dass wir uns durch unsere Erwartungen an andere häufig von diesen abhängig machen. Nicht erfüllte Erwartungen führen auch oft zu Fremdvorwürfen oder zu Selbstzweifeln und ggf. Selbstvorwürfen. Ein Beispiel für eine positive befreiende Affirmation:

»Jetzt befreie ich mich innerlich dadurch, dass ich meine Erwartungen an Person X loslassen.«

Oder:

»Jetzt versüße ich mir das Leben dadurch, dass ich meine Erwartungen an Person X loslasse.« Person X kann natürlich namentlich benannt werden.

Eine solche Affirmation (Kraftsatz) kann man sich aufschreiben und acht Wochen lang zweimal täglich aktivieren (siehe folgende Seiten).

Im Falle einer **Altersregression** reicht eigentlich die Selbststärkungsaffirmation zur Bewusstwerdung, dass man in der betreffenden Situation geschrumpft ist, so z. B.:

»Auch wenn ich in diesen Situationen immer wieder schrumpfe und vergesse, wie alt ich in Wirklichkeit bin« (oder »dass ich ein/e gestandene/r Frau/Mann bin«), »gehe ich meinen eigenen Weg und behalte den Überblick« (oder andere Selbststärkungsaffirmation).

Nun sollte man sich unbedingt noch eine positive und stärkende Affirmation notieren, die einen daran erinnert, wie alt man in Wirklichkeit ist, so z. B.:

»Jetzt bleibe ich in diesen Situationen die erwachsene und lebenserfahrene Frau, die ich bin.«

Auch eine solche Affirmation (Kraftsatz) kann man sich aufschreiben und acht Wochen lang zweimal täglich aktivieren (siehe folgende Seiten).

Parafunktionale, also für die eigene Entwicklung einschränkende, **Loyalitäten (also innere Verbundenheiten)** anderen, meist nahestehenden Menschen gegenüber, sind häufig unbewusst. Manchmal ahnt man aber, dass man sein Problem nicht überwinden kann oder darf, da man die Loyalität (Verbundenheit) zu diesen Menschen verletzen würde. So z. B. der Soldat, der es sich nicht erlaubt hat, die Symptome seiner posttraumatischen Belastungsstörung zu überwinden, aus Loyalität seinem gefallenen Kameraden gegenüber, oder jene junge Frau, die es sich nicht erlaubt hat, ein erfolgreiches, erfülltes und glückliches Leben zu leben, aus Loyalität ihrer als Kind verstorbenen Schwester gegenüber. Im Falle einer parafunktionalen Loyalität könnte man zunächst wieder die Selbststärkungsübung machen, so z. B.:

»Auch wenn ich mir aus (tiefer) Loyalität (oder Verbundenheit) zu meiner verstorbenen Schwester nicht erlaube, ein erfolgreiches, erfülltes und glücklichen Leben zu leben, liebe und akzeptiere ich mich so, wie ich bin.«

Danach könnte man eine Affirmation, also einen Kraftsatz formulieren, der die Verbundenheit bestätigt, trotz des Erreichens seines persönlichen Zieles, wie z. B.:

»Wenn ich jetzt ein erfolgreiches, erfülltes und glückliches Leben lebe, bleibe ich liebevoll verbunden mit meiner Schwester.«

Im ersten Teil des Kraftsatzes wird das persönliche Ziel formuliert, so z. B. Symptom überwinden, erfolgreich sein, etc., und im zweiten Teil des Satzes wird die Verbundenheit zu der Person bestätigt. Der zweite Teil muss unbedingt individuell passen. Schauen Sie selbst, welcher zweite Teil zu Ihnen ganz persönlich passt, verändern Sie die vorgeschlagenen Beispiele ggf. auch. Je nachdem, wie stark die Liebesenergie oder Verbundenheit zu diesem Menschen ist, und je nachdem, wie groß sein Schicksal war oder ist, muss man anders formulieren. Ganz wichtig: Nur Sie entscheiden, was zu Ihnen passt. Es gäbe folgende Möglichkeiten, am obigen Beispiel erläutert:

»Wenn ich jetzt ein erfolgreiches, erfülltes und glückliches Leben lebe,

- bleibe ich trotzdem die Schwester meiner Schwester,
- bleibe ich trotzdem auf eine für mich gute Art verbunden mit meiner Schwester,
- bleibe ich liebevoll verbunden mit meiner Schwester,
- würde dies auch meine Schwester erfreuen,
- tue ich dies auch meiner Schwester zu Ehren,
- tue ich dies auch in Würdigung des Leids meiner Schwester,
- tue ich dies auch in tiefster Verneigung vor dem Leid meiner Schwester.«

Oder eben eine Formulierung, die individuell zu Ihnen passt.

Bei Erwartungen an andere ist es also oft noch nötig, sich klar zu machen, dass man sich durch die Erwartung an andere ein Stück abhängig von diesen gemacht hat, und die innere Befreiung durch Loslassen kann sehr erleichternd sein. Beim Schrumpfen und Vergessen des eigenen Alters und der eigenen Kompetenzen ist es unabdingbar, sich immer wieder klar zu machen, wie alt, erfahren, kompetent oder erwachsen man bereits ist, und bei einschränkenden Loyalitäten, also Verbundenheiten im Leid mit anderen, ist es enorm heilsam, sich dies bewusst zu machen und eine Affirmation zu nutzen, die einem klar macht, dass die Erreichung des eigenen Ziels kein Verrat an den nahestehenden anderen ist, sondern dass man mit diesen verbunden bleiben kann, und dies sollte man sich auch in Form eines Kraftsatzes klar machen.

Strategien zur Steigerung des Wohlgefühls

Meist verlieren die unangenehmen und belastenden Gefühle allein durch die Klopfübung und durch die Behandlung möglicherweise vorhandener para-/dysfunktionaler Kognitionen bzw. Glaubenssätze und Beziehungsmuster (also der Big-Five-Lösungsblockaden) ihre blockierende Wucht. Die Themen fühlen sich dann meist schon viel leichter oder bereits hinreichend gut an. Wenn sich ein Thema jedoch noch nicht gelöst anfühlt oder wenn die Zuversicht noch zu gering ist, dass das Problem gelöst bleibt, dann könnte man noch eine positive Veränderung der Sicht auf das jeweilige Thema durchführen.

Hierfür sind zwei Übungen hilfreich, mit denen man zum einen stärkende und Energie spendende Selbstaussagen in Form einer Affirmation aussprechen kann und zum anderen eine positive Zielvision, also ein positives Zielbild bezüglich des Themas, im Erleben und somit im Gehirn verankern kann.

Diese Affirmationen sollten in einer sehr bildhaften Sprache formuliert werden, damit man möglichst entsprechende Bilder imaginiert. Alles, was man imaginiert, hat im Gehirn bekanntlich eine größere Präsenz als rein Sprachliches. In bildhaften Sätzen steckt meist eine große Energie, die man spüren kann. Gute, selbstwertstärkende Affirmationen enthalten meist starke Wortbilder, die, genauso wie in der Lyrik, eben meist starke Gefühle aktivieren. Man sollte unbedingt darauf achten, dass diese Affirmationen sich für einen persönlich stimmig und gut anfühlen und Energie freisetzen. Alles andere sind Kopfgeburten, die keinerlei Wirkung haben. Historisch gesehen, hat auch der Schlachtruf eine ähnliche (sich z. B. selbst Mut machende) Bedeutung.

Aus meiner Beobachtung als Ausbilder fällt dieser Aspekt der kreativen Affirmationsbildung, also der Bildung von individuellen Kraftsätzen, der Bildung von Lunchpaketen für die Stärkung der eigenen Stärken, den allermeisten Kursteilnehmern und Kollegen am schwersten. Dies liegt vermutlich daran, dass wir dabei quasi kunsthandwerklich mit Sprache umgehen müssen. So etwas kann man, wenn man mal in einer Werbeagentur gearbeitet hat, in einem Buchverlag andauernd neue Buchtitel entwickeln muss oder eben als

Lyriker oder Prosaist ohnehin viel mit Sprache arbeitet. Die Bedeutung von atmosphärischer Sprachgestaltung und deren Entwicklung spielt jedoch in der Psychotherapie- und Coachingausbildung bislang eher eine untergeordnete bis gar keine Rolle.

Damit es sich noch etwas besser anfühlt

Um den Bereich, in dem bislang das unangenehme bzw. belastende Gefühl geherrscht hat, mit positiven Assoziationen *anzufüllen*, könnte man sich also einen für sich stimmigen und attraktiven Satz formulieren, der einem Energie, Zuversicht und Selbstvertrauen gibt. Er sollte die Anwesenheit von etwas Gewünschtem beinhalten und gegebenenfalls eine Ich-Aussage sein, z. B.: »Ich glaube an mich.« Oder: »Ich habe etwas Interessantes zu erzählen.«

Es kann sich noch besser anfühlen, wenn man dem Satz etwas voranstellt. Nämlich den Startschuss »Ab jetzt«, also: *»Ab jetzt glaube ich an mich.«* Oder: »Ab jetzt mache ich mir klar, dass ich etwas Interessantes zu erzählen habe.« Viele Anregungen zu selbststärkenden und den Selbstwert stärkenden Affirmationen finden sich auch in den beiden Selbstwert-Generatoren (Bohne u. Ebersberger 2020a; Bohne u. Ebersberger 2020b).

Die positiven, stärkenden Affirmationen kann man auf unterschiedliche Weisen acht Wochen lang zweimal täglich in seinem Gehirn verankern:

- laut aussprechen
- sich im Spiegel anschauen und dabei laut aussprechen
- die vier Aktivierungspunkte klopfen und dabei laut aussprechen
- anderen Menschen gegenüber (also vor Zeugen) laut aussprechen, entweder isoliert ganz bewusst, oder die Sätze im Alltag einfach in ein Gespräch einfließen lassen
- immer wieder aufschreiben
- als Satzergänzung aufschreiben, z. B.: »Ab jetzt glaube ich an mich, *weil* …!«; dabei rufen Sie durch das *»weil«* quasi in sich hinein und bekommen von Ihrem Unbewussten positive Antworten, die die neuen, guten Selbstwerbeclaims aktivieren und unterstützen
- aufschreiben und sichtbar aufhängen, z. B. auch als Bildschirmschoner

- auf andere Art und Weise die positiven selbstbezüglichen Werbeclaims aktivieren.

Die Aktivierungspunkte

Die vier Aktivierungspunkte[28] (Abb. 8) kann man nutzen, um positive Affirmationen und selbstwertstärkende Glaubenssätze zu verankern. Es kann angenehm sein, den Körper beim Aussprechen der Affirmationen zu aktivieren und eben gegebenenfalls zu klopfen oder eine passende Körperbewegung, ein passendes Embodiment zu initiieren.

Integration des Zielbildes und Zielbildaktivierung

Nach der Aktivierung, also z. B. dem lauten Aussprechen der positiven Affirmation, könnte man nun noch ein positives Zielbild verankern. Man kann sich das gewünschte Ziel oder wie man sich den Umgang mit dem gerade behandelten, emotional beruhigten Thema in Zukunft vorstellen bzw. wie man sich bezüglich dieses Themas erleben möchte, visuell vorstellen, also imaginieren (Abb. 9). Dabei sollte man mit den Augen ca. 45° nach oben schauen und gleichzeitig den Integrationspunkt auf dem Handrücken klopfen (ca. 30 Sekunden bis zwei Minuten lang). Man kann sich z. B. im Falle einer Auftrittsangst nun vorstellen, wie man eine Rede hält oder etwas auf seinem Instrument vorspielt und sich dabei so richtig wohl- und kompetent fühlt. Diese Zielbildimagination erweist sich immer wieder auch als Steinbruch für gute Affirmationen, da über die Bilder Begriffe auftauchen, mit denen man dann gute und kraftvolle Affirmationen bilden kann.

Falls Sie neugierig geworden sind und noch ein bisschen emotionales und kognitives Gerümpel entsorgen möchten, so empfehle ich mein Buch *Feng Shui gegen das Gerümpel im Kopf. Blockaden lösen mit Energetischer Psychologie* (Bohne 2018), in dem ich beschrieben habe, was man so alles an emotionalem und kognitivem Ballast an Bord haben und wie man sich davon mittels Klopfen und Selbstakzeptanzübungen selbst befreien kann. Dort finden sich auch viele Fallgeschichten. Die kompakteste Klopfanleitung hingehen ist das kleine Büchlein *Bitte klopfen* (Bohne 2020b), das bis jetzt eine Auflage von ca. 200.000 Stück erreicht hat.

28 Sie entsprechen den vier Punkten von Gallos NAEM-Technik.

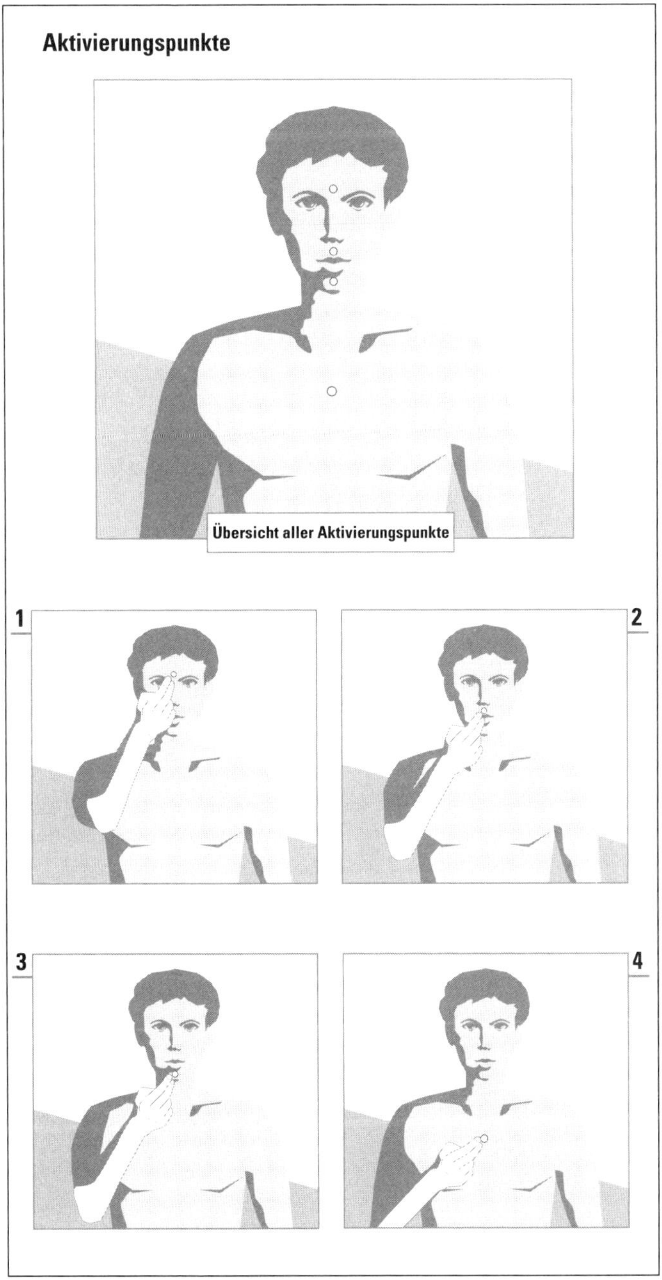

Abb. 8: Aktivierungspunkte

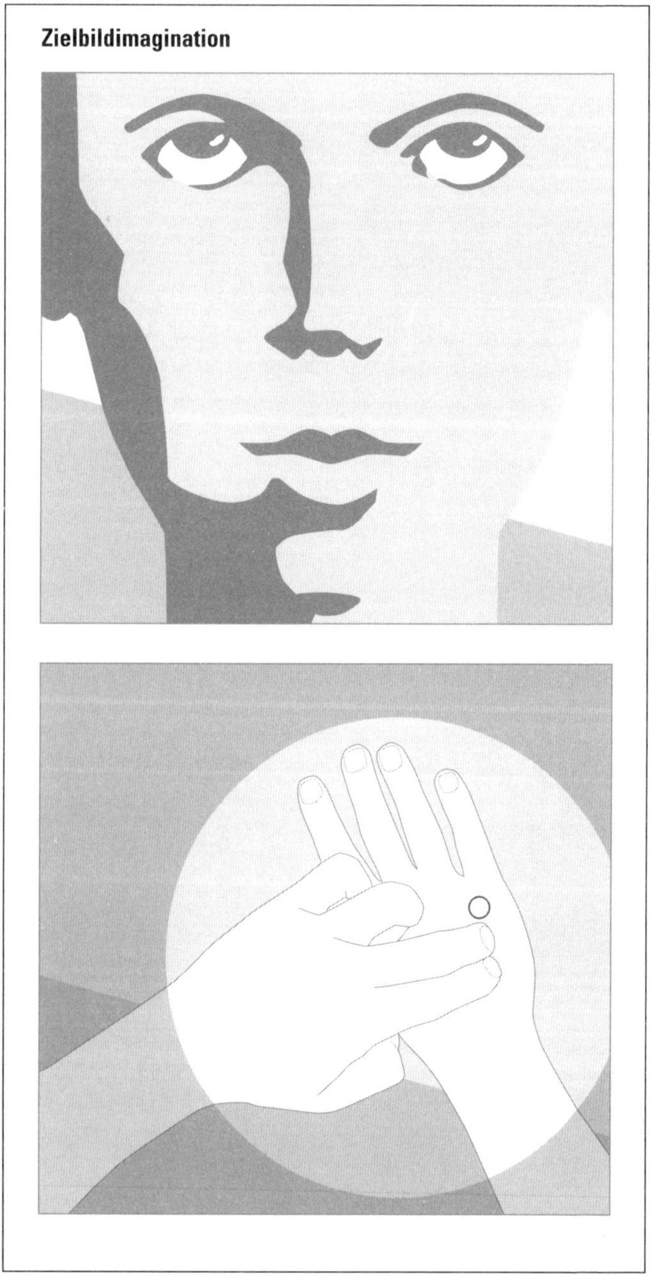

Abb. 9: Zielbildimagination

19. *Wo geht's hin?* – Die Zukunft der Klopftechniken

Ob die energetischen Psychotherapieverfahren tatsächlich *die Methoden* des 21. Jahrhunderts darstellen, wie der englische Psychoanalytiker und Buchautor Phil Mollon es meint, der seine Form der Energetischen Psychologie übrigens auch PEP nennt (Psychoanalytic Energy Psychotherapy[29]), ist natürlich unklar. Solange Klopfprotagonisten unreflektierte Heilsversprechen machen, sich in ihren Wirkhypothesen ausschließlich auf die energetische Ebene beziehen, solange sie meinen, mit dem Muskeltest einen zweifelsfreien Zugang zum Unbewussten zu haben, bzw. solange sie den Anschluss an die anderen Psychotherapieverfahren und -techniken vermeiden, werden die Klopftechniken kaum Chancen haben, von seriösen und wissenschaftlich denkenden Kollegen an den Universitäten ernst genommen und weiter untersucht zu werden. Ich halte es für unabdingbar, dass die Klopftechniken sich für umfassendere (vor allem nicht: energetische, kinesiologische oder esoterische) Erklärungsmodelle öffnen und dass die Interventionen auch aus psychologisch-psychotherapeutischer und neurobiologischer Sicht erklärt werden.

Diesen Weg hat PEP bereits eingeschlagen. Es war und ist mir ein großes Anliegen, die nützlichen, hilfreichen und immer wieder erstaunlichen Aspekte der Klopftechniken einer breiteren, seriösen psychotherapeutischen Öffentlichkeit zugänglich zu machen. Wenngleich PEP weit mehr als eine Klopftechnik ist und das Klopfen höchstens ein Fünftel von PEP ausmacht, ist es mir ein Bedürfnis, das Klopfen bekannter zu machen, da es sich so leicht wie keine andere Emotionsregulationstechnik in den laufenden therapeutischen Prozess einbinden lässt, und dies ohne zusätzliche Termine und ohne Settingwechsel. Es bleibt zu wünschen, dass mehr und mehr Forschungseinrichtungen sich des Themas annehmen und qualitativ hochwertige Studien zur Wirksamkeit insgesamt und zu den unterschiedlichen Wirkkomponenten der Klopftechniken und der PEP durchführen. Bei der Entwicklung der Studiendesigns sollten unbedingt erfahrene Anwender

29 Siehe unter: http://www.philmollon.co.uk/ [10.11.2020].

mit einbezogen werden, die nicht energetisch denken, damit ähnliche Fehler, wie sie in bislang vorliegenden Studien teils vorhanden sind, nicht wiederholt werden. Solange jedoch die etablierte Psychotherapie sich nicht mit den Klopftechniken ernsthaft beschäftigt, überlässt sie das Feld auch Menschen, die teilweise sehr unreflektiert und bisweilen erheblich unseriös mit diesen Techniken arbeiten und sie verbreiten. Es freut mich sehr, dass auch das Autorenteam um Geßner-van-Kersbergen, Aalberse und Andrade ein Buch vorgelegt hat, welches eine enorme Bereicherung ist und einen wichtigen Beitrag zur Entmystifizierung und Steigerung der Wissenschaftlichkeit der Klopftechniken darstellt. Es liegt auch in der Verantwortung von uns gut ausgebildeten Psychotherapeuten, wenn unreflektierte Anwender der Klopftechniken unwidersprochen Heilsversprechen machen können bzw. die wirklichen Gründe für die Wirkung dieser Techniken nicht erforscht werden. Unsere innerhalb der wissenschaftlich orientierten Psychotherapie bisweilen große Ignoranz und teils Arroganz neuen, zunächst ungewöhnlich anmutenden Methoden und Techniken gegenüber ist mit dafür verantwortlich, dass Patienten in konventionellen Psychotherapien bisher nur selten in den Genuss innovativer Methoden und Techniken kommen.

Ich möchte zum Schluss dieses Buches das Wort dem renommierten Hirn- und Haptikforscher Martin Grunwald (2019) überlassen, was er zur perspektivischen Entwicklung von embodimentfokussierter Psychotherapie zu sagen hat:

> »Die strenge Fokussierung auf die Sprach- und Denkebene des Menschen verdrängte lange Zeit die elementare Einsicht, dass der Mensch ein dreidimensionales, ein körperliches Wesen ist. Aber trotz wissenschaftlicher Evaluationen und vereinigter akademischer Lehrstuhlkräfte zeigten sich nach einigen Jahrzehnten die eklatanten Schwachstellen dieser Konzeption. Sie zeigten sich besonders dann, wenn von gängigen Konventionen unabhängige Behandlungsversuche unternommen wurden, unter Einbeziehung der körperlichen Erlebenswelten von Patienten.
>
> Mehr und mehr wird und wurde der etablierte Therapiebetrieb mit methodischen Perspektiven konfrontiert und mit erstaunlichen Behandlungsergebnissen. Die einst vom Mainstream eher belächelten körpertherapeutischen Interventionsmethoden sind zahlreicher geworden, und in die undurchlässigen Mauern der impliziten Schulen haben sich Risse und Öffnungen eingearbeitet. Unterstützt wird diese Perspektiverweiterung auf die Körperlichkeit unserer Spezies durch

> eine zunehmende Anzahl wissenschaftlicher Publikationen, Lehrbücher, Symposien und Tagungen. Nunmehr ist es kaum noch möglich, die essentiellen Wirkungen körpertherapeutischer Interventionen bei der Behandlung zu leugnen. Den Stein der Weisen hat hierbei freilich noch niemand gefunden. Aber es befinden sich immer mehr Behandler und Behandlerinnen im Gespräch darüber, wie die Körperlichkeit des Menschen in einem psychologischen Behandlungskontext sinnvoll und zum Wohle der Patienten einbezogen werden kann.«

Martin Grunwald schreibt in dem Geleitwort zu unserem Buch *Synergien nutzen mit PEP* weiter:

> »Der vorliegende Band ist ein schriftliches Zeugnis dieser produktiven Auseinandersetzung, und es ist ihm eine breite Aufmerksamkeit in den verschiedenen Fachkreisen zu wünschen. Die einzelnen Beiträge zeigen eindrucksvoll, dass die Konzepte der Prozess- und Embodimentfokussierten Psychologie (PEP) bei sehr verschiedenen Störungsbereichen erfolgreich eingesetzt wie auch in verschiedene therapeutische Verfahren integriert werden können. Diese Bandbreite reicht von psychodynamischen, verhaltenstherapeutischen, systemischen bis hin zu neuropsychologischen Behandlungsverfahren. Überdies hat sich ein beachtliches Anwendungsspektrum im Bereich Coaching und Beratung entwickelt, was ebenfalls in diesem Band durch verschiedene Beispiele dokumentiert wird. Die Bandbreite der Beiträge zeigt nicht nur die grundsätzlich konzeptionelle Integrierbarkeit von PEP in bestehende Behandlungsinstrumente, sondern sie lässt auch erahnen, dass die integrativen Potenziale noch lange nicht erschöpft sind.«

Ich hoffe, mit diesem Buch einen kleinen Beitrag dazu geleistet zu haben, dass die segensreichen Wirkungen der Klopftechniken möglichst bald auf noch mehr wissenschaftlich abgesicherte Füße gestellt werden. Bis dahin gilt es, vor Ort in den Praxen und Fortbildungskursen die Feldforschung weiter voranzutreiben und sich auszutauschen, was auch ein Anliegen dieses Buches ist. Dabei wünsche ich Ihnen und mir weiterhin viel Freude und viel Erfolg!

Literatur

Aalberse, M. u. S. Geßner-van-Kersbergen (Hrsg.) (2012): Die Lösung liegt in Deiner Hand! Von der Energetischen Psychologie zur bifokalen Achtsamkeit. Tübingen (DGVT).

Bartels, A. u. S. Zeki (2007): Hals über Kopf. Was passiert, wenn man Verliebte zum Hirnscann in den Computertomografen schiebt? *Gehirn & Geist* 1: 12–13.

Basch, M. F. (1992): Die Kunst der Psychotherapie. München (Pfeiffer).

Beissner, F. u. M. Wittfoth (2017): Interview. Verfügbar unter https://www.inside-brains.com/de/florian-beissner-ueber-kampfsport-und-heilkunst/ [10.11.2020].

Benesch, H. (2005): Klopf dich gesund. Blockaden lösen, schmerzfrei werden durch die EFT-Klopfakupressur. München (Kösel).

Berg, I. K. u. S. D. Miller (1995): Kurzzeittherapie bei Alkoholproblemen. Ein lösungsorientierter Ansatz. Heidelberg (Carl-Auer), 7. Aufl. 2009.

Bergmann, J. (2008): Der Eigensinnige. *brand eins* 12, verfügbar unter: https://www.brandeins.de/magazine/brand-eins-wirtschaftsmagazin/2008/glueck/der-eigensinnige [10.11.2020].

Bohne, M. (2003): Zu der Person werden, die man ist. Das gefühlte Alter bei öffentlichen Auftritten. *neue musikzeitung* 11: 24.

Bohne, M. (2018): Feng Shui gegen das Gerümpel im Kopf. Blockaden lösen mit Energetischer Psychologie. Reinbek (Rowohlt), 14. Aufl.

Bohne, M. (2019): Klopfen gegen Lampenfieber. Sicher vortragen, auftreten, präsentieren. Reinbek (Rowohlt), 6. aktual. Aufl.

Bohne, M. (2020a): Einführung in die Praxis der Energetischen Psychotherapie. Heidelberg (Carl-Auer), 3. Aufl.

Bohne, M. (2020b): Bitte klopfen! Anleitung zur emotionalen Selbsthilfe. Heidelberg (Carl-Auer), 7. Aufl.

Bohne, M. u. S. Ebersberger (Hrsg.) (2019): Synergien nutzen mit PEP. Die integrative Kompetenz der Prozess- und Embodimentfokussierten Psychologie in Psychotherapie, Beratung und Coaching. Heidelberg (Carl-Auer).

Bohne, M. u. S. Ebersberger (2020a): Der Selbstwert Generator. Im Handumdrehen zu einem starken Selbstwert. Heidelberg (Carl-Auer), 3. Aufl.

Bohne, M. u. S. Ebersberger (2020b): Selbstwert. Einfach. Stark. Der Selbstwert Generator für junge Menschen. Heidelberg (Carl-Auer).

Bohne, M., C. T. Eschenröder u. C. Wilhelm-Gößling (Hrsg.) (2006): Energetische Psychotherapie – integrativ. Praxis, Hintergründe, Wirkhypothesen. Tübingen (DGVT).

Buonomano, D. (2012): Brain Bugs. Die Denkfehler unseres Gehirns. Bern (Huber).

Burtscher, E., M. Eppler-Tschiedel, W. Gerz u. A. Suntinger (2001): AK-Meridiantherapie. Synthese der Akupunkturlehre und Applied Kinesiology. Wörthsee (AKSE).

Callahan, R. (2001): Leben ohne Phobie. Kirchzarten (VAK).

Church, D., S. Hawk, J. Brooks et al. (2013): Psychological trauma symptom improvement in veterans using emotional freedom techniques: A randomized controlled trial. *J Nerv Ment Dis* 201(2): 153–160.

Ciompi, L. (1982): Affektlogik. Über die Struktur der Psyche und ihre Entwicklung. Ein Beitrag zur Schizophrenieforschung. Stuttgart (Klett-Cotta).

Ciompi, L. (1997): Die emotionalen Grundlagen des Denkens. Entwurf einer fraktalen Affektlogik. Göttingen (Vandenhoeck & Ruprecht).

Clond, M. (2016): Emotional freedom techniques for anxiety: A systematic review with meta-analysis. *J Nerv Ment Dis* 204(5): 388–395.

Daniels, J. (2008): Sekundäre Traumatisierung. Eine Interviewstudie zu berufsbedingten Belastungen von TherapeutInnen. *Psychotherapeut* 53 (2): 100–107.

Diamond, J. (2001): Der Körper lügt nicht. Kirchzarten (VAK).

Ekman, P. (2004): Gefühle lesen. Wie Sie Gefühle erkennen und richtig interpretieren. München (Spektrum).

Endres, H. G., N. Victor, M. Haake, S. Witte, K. Streitberger u. M. Zenz (2007): Akupunktur bei chronischen Knie- und Rückenschmerzen. *Deutsches Ärzteblatt* 104 (3): A123–130.

Eschenröder, C. T. (2006): Parallelen zwischen Energetischer Psychotherapie, Verhaltenstherapie und EMDR. In: M. Bohne, C. T. Eschenröder u. C. Wilhelm-Gößling (Hrsg.): Energetische Psychotherapie – integrativ. Praxis, Hintergründe, Wirkhypothesen. Tübingen (DGVT).

Eschenröder, C. T. (2018): Angstreduktion und Traumabewältigung durch Klopfen. Imaginative Konfrontation mit sensorischer Stimulierung und kognitiver Umstrukturierung als wirksame Behandlungsmethode. *Verhaltenstherapie & psychosoziale Praxis* 50 (3): 669–684.

Farelly, F. u. J. M. Brandsma (1986): Provokative Therapie. Heidelberg (Springer).

Feinstein, D. (2006): Ein Überblick über Forschungen zur Energetischen Psychologie. In: M. Bohne, C. T. Eschenröder u. C. Wilhelm-Gößling (Hrsg.): Energetische Psychotherapie – integrativ. Praxis, Hintergründe, Wirkhypothesen. Tübingen (DGVT).

Gallo, F. P. (2000): Energetische Psychologie. Kirchzarten (VAK).

Gallo, F. P. (2002): Handbuch der Energetischen Psychotherapie. Kirchzarten (VAK).

Gallo, F. P. (2009): Energetische Selbstbehandlung. Durch Meridianklopfen traumatische Erfahrungen heilen. München (Kösel).

Garten, H. (2004): Lehrbuch der Applied Kinesiology. Muskelfunktion, Dysfunktion, Therapie. München (Elsevier bei Urban & Fischer).

Grawe, K. (2004): Neuropsychotherapie. Göttingen (Hogrefe).

Großekathöfer, M. u. D. Hacke (2009): Meins, meins, meins. Weltmeisterin Britta Steffen und ihre Mentaltrainerin Friederike Janofske über Therapie im Trancezustand, Rituale auf den Startblock und den Wandel der ängstlichen Schwimmerin zum Wasserwesen. *Der Spiegel* 37: 134–137.

Grunwald, M. (2012): Das Sinnessystem Haut und sein Beitrag zur Körper-Grenzerfahrung. In: R.-B. Schmidt u. M. Schetsche (Hrsg.) (2012): Körperkontakte. Interdisziplinäre Erkundungen. Gießen (Psychosozial).

Grunwald, M. (2017): Homo hapticus. Warum wir ohne Tastsinn nicht leben können. München (Droemer).

Grunwald, M. (2019): Geleitwort. In: Bohne, M. u. S. Ebersberger (Hrsg.): Synergien nutzen mit PEP. Die integrative Kompetenz der Prozess- und Embodimentfokussierten Psychologie in Psychotherapie, Beratung und Coaching. Heidelberg (Carl-Auer), S. 10–12.

Hain, P. (2001): Das Geheimnis therapeutischer Wirkung. Heidelberg (Carl-Auer).

Hartmann, S. (2002): Emotionale Freiheit. Kirchzarten (VAK).

Hasler, F. (2013): Neuromythologie: Eine Streitschrift gegen die Deutungsmacht der Hirnforschung. Bielefeld (Transcript).

Hempen, C.-H. (2001): dtv-Atlas Akupunktur. München (Deutscher Taschenbuch Verlag).

Hengartner, M. P.: Interview. Verfügbar unter https://www.heise.de/tp/features/Groesstenteils-nutzlos-und-potenziell-schaedlich-3977880.html?seite=all [10.11.2020].

Hüther, G. (2006): Wie Embodiment neurobiologisch erklärt werden kann. In: M. Storch, B. Cantieni, G. Hüther u. W. Tschacher (2006): Embodiment. Wechselwirkung von Körper und Psyche verstehen und nutzen. Bern (Huber), S. 75–97.

Jahn, B. (2019): Embodimenttechniken in der Verhaltenstherapie – VT 4.0. In: Bohne, M. u. S. Ebersberger (Hrsg.): Synergien nutzen mit PEP. Die integrative Kompetenz der Prozess- und Embodimentfokussierten Psychologie in Psychotherapie, Beratung und Coaching. Heidelberg (Carl-Auer), S. 70–94.

Kandel, E. (2009): Es ging viel verloren. (Interview mit E. Kandel.) *ZEITmagazin* 30: 34 f.

Keller, E. (2005): Endlich frei. Emotionale und körperliche Blockaden auflösen mit Emotional Freedom Techniques. Berlin (Ullstein).

Kirsch, I. (2017): Der Placebo-Effekt in der Behandlung von Depression. *Zeitschrift für Hypnose und Hypnotherapie* 12 (1+2): S. 63–80.

Kubny, M. (2002): Qi – Lebenskraftkonzept in China. Definition, Theorien und Grundlagen. Heidelberg (Karl F. Haug).

Lay, C. C. et al. (2010): Mild Sensory Stimulation Completely Protects the Adult Rodent Cortex from Ischemic Stroke: Verfügbar unter http://www.

plosone.org/article/info%3Adoi%2F10.1371%2Fjournal.pone.0011270 [8.7.2013 / 3.12.2020].

Lutz, J. (2009): Wutausbruch im Büro. *Süddeutsche Zeitung*, »Beruf und Karriere«, 13.6.2009: V2/9.

Maeda, J. (2007): Simplicity. Heidelberg (Spektrum).

Müller, J. V. (2001): Den Geist verwurzeln. Die Namen der Akupunkturpunkte als Bindestrich der Psycho-Somatik. München (Müller & Steinicke).

Nottelmann, A. (2019): PEP als wirksame Bereicherung der Behandlung bei komplexen Traumafolgen. In: Bohne, M. u. S. Ebersberger (Hrsg.): Synergien nutzen mit PEP. Die integrative Kompetenz der Prozess- und Embodimentfokussierten Psychologie in Psychotherapie, Beratung und Coaching. Heidelberg (Carl-Auer), S. 38–47.

Oshman, J. L. (2006): Energiemedizin. Konzepte und ihre wissenschaftliche Basis. München (Urban & Fischer).

Pfeiffer, A. (2018): Was ist dran am Klopfen? Eine Übersichtsarbeit. *Psychotherapeutenjournal* 17 (3): 235–243.

Porges, S. (2010): Die Polyvagal-Theorie. Paderborn (Junfermann).

Schnabel, U. (2008): Hauen ums Stechen. Akupunktur ist in Deutschland populärer als in China. Nun streiten westliche Forscher darüber, wann die Nadelei sinnvoll ist. *Die Zeit* 51: 43–44.

Storch, M. (2006): Wie Embodiment in der Psychologie erforscht wurde. In: M. Storch, B. Cantieni, G. Hüther u. W. Tschacher (Hrsg.): Embodiment. Die Wechselwirkung von Körper und Psyche verstehen und nutzen. Bern (Huber).

Storch, M., B. Cantieni, G. Hüther u. W. Tschacher (Hrsg.) (2006): Embodiment. Die Wechselwirkung von Körper und Psyche verstehen und nutzen. Bern (Huber).

US Veterans Administration (o. J.): Studie. Verfügbar unter http://www.huffingtonpost.com/entry/veterans-administration-approves-eft-emotional-freedom_us_597fc82ee4b0cb4fc1c73be2 [1.11.2018 / 3.12.2020].

von Witzleben, G. (2019): Das Triadische Prinzip – Minimalinvasive Psychologie mit Bauch, Herz und Kopf. Heidelberg (Carl-Auer).

Waite, W. L. a. M. D. Holder (2003): Assessment of the emotional freedom technique. An Alternative Treatment for Fear. *Scientific Review of Mental Health Practice* 2 (1): 20–26.

Weibel, B. (2017): Simplicity – die Kunst, die Komplexität zu reduzieren. Zürich (NZZ Libro).

Wells, S. a. D. Lake (2006): Pocket-guide emotional freedom. Ahlerstedt (Param).

Wilhelm-Gößling, C. (2006): Wirkhypothesen Energetischer Psychotherapie. In: M. Bohne, C. T. Eschenröder u. C. Wilhelm-Gößling (Hrsg.): Energetische Psychotherapie – integrativ. Praxis, Hintergründe, Wirkhypothesen. Tübingen (DGVT), S. 65–86.

Über den Autor

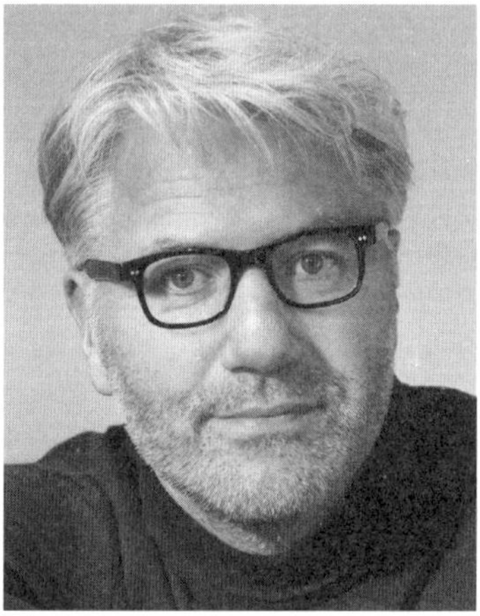

© Anja Weber | Berlin

Michael Bohne, Dr. med., Facharzt für Psychiatrie und Psychotherapie, ist einer der bedeutendsten Vertreter der Klopftechniken in Deutschland und hat diese entmystifiziert und prozessorientiert weiterentwickelt sowie mit psychodynamisch-hypnosystemischem Wissen kombiniert, woraus eine neue Interventionsarchitektur namens PEP entstanden ist.

Er ist Autor und Herausgeber zahlreicher Bücher über Auftrittsoptimierung, Klopftechniken und PEP. Gemeinsam mit Gunther Schmidt, Bernhard Trenkle und Matthias Ohler (Carl-Auer Akademie) hat er die Tagung »Reden reicht nicht« ins Leben gerufen, die 2014, 2016, 2019 und 2022 mit großem Erfolg stattfand. Ferner unterstützt und initiiert er Forschungsprojekte u. a. mittels fMRT zu den Klopftechniken und PEP (Medizinische Hochschule Hannover). Eine aktuelle Wirksamkeits-Studie zu PEP ist eine klinische Studie der Jahre 2024 und 2025 zur Untersuchung der Wirksamkeit von PEP bei Depressionen.

Kontakt: *www.dr-michael-bohne.de*